全国科学技术名词审定委员会
公 布

烧伤学名词

CHINESE TERMS IN BURNS

2019

医学名词审定委员会
烧伤学名词审定分委员会

国家自然科学基金资助项目

科学出版社
北 京

内 容 简 介

本书是全国科学技术名词审定委员会审定公布的烧伤学基本名词，内容包括：烧伤概论，烧伤早期处理与营养代谢，烧伤并发症，特殊类型烧伤，烧伤创面修复，烧伤康复与整形，烧伤麻醉，烧伤护理，烧烫伤实验动物模型 9 部分，共 1123 条。这些名词是科研、教学、生产、经营以及新闻出版等部门应遵照使用的烧伤学规范名词。

图书在版编目(CIP)数据

烧伤学名词/医学名词审定委员会, 烧伤学名词审定分委员会编. —北京：科学出版社，2019.10
ISBN 978-7-03-062384-3

Ⅰ. ①烧⋯ Ⅱ. ①医⋯ ②烧⋯ Ⅲ. ①烧伤-名词术语 Ⅳ. ①R644-61

中国版本图书馆 CIP 数据核字(2019)第 208690 号

责任编辑：商 涛 马晓伟 张玉森/责任校对：郑金红
责任印制：肖 兴/封面设计：吴霞暖

科 学 出 版 社 出版
北京东黄城根北街 16 号
邮政编码：100717
http://www.sciencep.com

中国科学院印刷厂 印刷
科学出版社发行 各地新华书店经销
*

2019 年 10 月第 一 版　　开本：787×1092 1/16
2019 年 10 月第一次印刷　　印张：10
字数：237 000
定价：88.00 元
(如有印装质量问题，我社负责调换)

全国科学技术名词审定委员会
第七届委员会委员名单

特邀顾问：路甬祥　许嘉璐　韩启德
主　　任：白春礼
副 主 任：黄　卫　杜占元　张宏森　李培林　刘　旭　何　雷　何鸣鸿
　　　　　裴亚军
常　　委（以姓名笔画为序）：
　　　　　戈　晨　田立新　曲爱国　刘会洲　沈家煊　宋　军　张　军
　　　　　张伯礼　林　鹏　饶克勤　袁亚湘　高　松　黄向阳　崔　拓
　　　　　康　乐　韩　毅　雷筱云
委　　员（以姓名笔画为序）：
　　　　　卜宪群　王　军　王子豪　王同军　王建军　王建朗　王家臣
　　　　　王清印　王德华　尹虎彬　邓初夏　石　楠　叶玉如　田　森
　　　　　田胜立　白殿一　包为民　冯大斌　冯惠玲　毕健康　朱　星
　　　　　朱士恩　朱立新　朱建平　任　海　任南琪　刘　青　刘正江
　　　　　刘连安　刘国权　刘晓明　许毅达　那伊力江·吐尔干　孙宝国
　　　　　孙瑞哲　李一军　李小娟　李志江　李伯良　李学军　李承森
　　　　　李晓东　杨　鲁　杨　群　杨汉春　杨安钢　杨焕明　汪正平
　　　　　汪雄海　宋　彤　宋晓霞　张人禾　张玉森　张守攻　张社卿
　　　　　张建新　张绍祥　张洪华　张继贤　陆雅海　陈　杰　陈光金
　　　　　陈众议　陈言放　陈映秋　陈星灿　陈超志　陈新滋　尚智丛
　　　　　易　静　罗　玲　周　畅　周少来　周洪波　郑宝森　郑筱筠
　　　　　封志明　赵永恒　胡秀莲　胡家勇　南志标　柳卫平　闻映红
　　　　　姜志宏　洪定一　莫纪宏　贾承造　原遵东　徐立之　高　怀
　　　　　高　福　高培勇　唐志敏　唐绪军　益西桑布　黄清华　黄璐琦
　　　　　萨楚日勒图　龚旗煌　阎志坚　梁曦东　董　鸣　蒋　颖
　　　　　韩振海　程晓陶　程恩富　傅伯杰　曾明荣　谢地坤　赫荣乔
　　　　　蔡　怡　谭华荣

第四届医学名词审定委员会委员名单

主　任：陈　竺
副主任：饶克勤　刘德培　贺福初　郑树森　王　宇　罗　玲
委　员（以姓名笔画为序）：
　　　　于　欣　王　辰　王永明　王汝宽　李兆申　杨伟炎
　　　　沈　悌　张玉森　陈　杰　屈婉莹　胡仪吉　徐建国
　　　　曾正陪　照日格图　魏丽惠
秘书长：张玉森（兼）

烧伤学名词审定分委员会委员名单

顾　问：盛志勇　杨宗城　肖光夏　孙永华　汪仕良　夏照帆
主　任：黄跃生
委　员（以姓名笔画为序）：
　　　　马思远　王一兵　王凤君　王玉莲　牛希华　吕国忠
　　　　向　飞　刘永芳　齐顺贞　齐鸿燕　闫甜甜　李晓鲁
　　　　杨红明　吴　军　岑　英　何　梅　何　婷　宋华培
　　　　张东霞　张国安　张家平　张雅萍　陈　建　陈　璧
　　　　陈华德　罗向东　罗奇志　罗高兴　胡大海　胡炯宇
　　　　袁志强　柴家科　郭光华　郭振荣　黄晓元　梁光萍
　　　　彭　曦　彭代智　彭毅志　葛绳德　韩春茂　谢卫国
　　　　褚志刚　廖镇江　颜　洪　薛宝升
主任助理：胡炯宇（兼）

白春礼序

　　科技名词伴随科技发展而生，是概念的名称，承载着知识和信息。如果说语言是记录文明的符号，那么科技名词就是记录科技概念的符号，是科技知识得以传承的载体。我国古代科技成果的传承，即得益于此。《山海经》记录了山、川、陵、台及几十种矿物名；《尔雅》19篇中，有16篇解释名物词，可谓是我国最早的术语词典；《梦溪笔谈》第一次给"石油"命名并一直沿用至今；《农政全书》创造了大量农业、土壤及水利工程名词；《本草纲目》使用了数百种植物和矿物岩石名称。延传至今的古代科技术语，体现着圣哲们对科技概念定名的深入思考，在文化传承、科技交流的历史长河中作出了不可磨灭的贡献。

　　科技名词规范工作是一项基础性工作。我们知道，一个学科的概念体系是由若干个科技名词搭建起来的，所有学科概念体系整合起来，就构成了人类完整的科学知识架构。如果说概念体系构成了一个学科的"大厦"，那么科技名词就是其中的"砖瓦"。科技名词审定和公布，就是为了生产出标准、优质的"砖瓦"。

　　科技名词规范工作是一项需要重视的基础性工作。科技名词的审定就是依照一定的程序、原则、方法对科技名词进行规范化、标准化，在厘清概念的基础上恰当定名。其中，对概念的把握和厘清至关重要，因为如果概念不清晰、名称不规范，势必会影响科学研究工作的顺利开展，甚至会影响对事物的认知和决策。举个例子，我们在讨论科技成果转化问题时，经常会有"科技与经济'两张皮'""科技对经济发展贡献太少"等说法，尽管在通常的语境中，把科学和技术连在一起表述，但严格说起来，会导致在认知上没有厘清科学与技术之间的差异，而简单把技术研发和生产实际之间脱节的问题理解为科学研究与生产实际之间的脱节。一般认为，科学主要揭示自然的本质和内在规律，回答"是什么"和"为什么"的问题，技术以改造自然为目的，回答"做什么"和"怎么做"的问题。科学主要表现为知识形态，是创造知识的研究，技术则具有物化形态，是综合利用知识于需求的研究。科学、技术是不同类型的创新活动，有着不同的发展规律，体现不同的价值，需要形成对不同性质的研发活动进行分类支持、分类评价的科学管理体系。从这个角度来看，科技名词规范工作是一项必不可少的基础性工作。我非常同意老一辈专家叶笃正的观点，他认为："科技名词规范化工作的作用比我们想象的还要大，是一项事关我国科技事业发展的基础设施建设工作！"

科技名词规范工作是一项需要长期坚持的基础性工作。我国科技名词规范工作已经有110年的历史。1909年清政府成立科学名词编订馆，1932年南京国民政府成立国立编译馆，是为了学习、引进、吸收西方科学技术，对译名和学术名词进行规范统一。中华人民共和国成立后，随即成立了"学术名词统一工作委员会"。1985年，为了更好地促进我国科学技术的发展，推动我国从科技弱国向科技大国迈进，国家成立了"全国自然科学名词审定委员会"，主要对自然科学领域的名词进行规范统一。1996年，国家批准将"全国自然科学名词审定委员会"改为"全国科学技术名词审定委员会"，是为了响应科教兴国战略，促进我国由科技大国向科技强国迈进，而将工作范围由自然科学技术领域扩展到工程技术、人文社会科学等领域。科学技术发展到今天，信息技术和互联网技术在不断突进，前沿科技在不断取得突破，新的科学领域在不断产生，新概念、新名词在不断涌现，科技名词规范工作仍然任重道远。

110年的科技名词规范工作，在推动我国科技发展的同时，也在促进我国科学文化的传承。科技名词承载着科学和文化，一个学科的名词，能够勾勒出学科的面貌、历史、现状和发展趋势。我们不断地对学科名词进行审定、公布、入库，形成规模并提供使用，从这个角度来看，这项工作又有几分盛世修典的意味，可谓"功在当代，利在千秋"。

在党和国家重视下，我们依靠数千位专家学者，已经审定公布了65个学科领域的近50万条科技名词，基本建成了科技名词体系，推动了科技名词规范化事业协调可持续发展。同时，在全国科学技术名词审定委员会的组织和推动下，海峡两岸科技名词的交流对照统一工作也取得了显著成果。两岸专家已在30多个学科领域开展了名词交流对照活动，出版了20多种两岸科学名词对照本和多部工具书，为两岸和平发展作出了贡献。

作为全国科学技术名词审定委员会现任主任委员，我要感谢历届委员会所付出的努力。同时，我也深感责任重大。

十九大的胜利召开具有划时代意义，标志着我们进入了新时代。新时代，创新成为引领发展的第一动力。习近平总书记在十九大报告中，从战略高度强调了创新，指出创新是建设现代化经济体系的战略支撑，创新处于国家发展全局的核心位置。在深入实施创新驱动发展战略中，科技名词规范工作是其基本组成部分，因为科技的交流与传播、知识的协同与管理、信息的传输与共享，都需要一个基于科学的、规范统一的科技名词体系和科技名词服务平台作为支撑。

我们要把握好新时代的战略定位，适应新时代新形势的要求，加强与科技的协同发展。一方面，要继续发扬科学民主、严谨求实的精神，保证审定公布成果的权威性和规范性。科技名词审定是一项既具规范性又有研究性，既具协调性又有长期性的综合性工作。在长期的科技名词审定工作实践中，全国科学技术名词审定委员会积累了丰富的经验，形成了一套完整的组织和审定流程。这一流程，有利于确立公布名词的权威性，有利于保证公布名词的规范性。但是，我们仍然要创新审定机制，高质高效地完成科技名词审定公布任务。另一方面，在做好科技名词审定公布工作的同时，我们要瞄准世界科技前沿，服务于前瞻性基础研究。习总书记在报告中特别提到"中国天眼"、"悟空号"暗物质粒子探测卫星、"墨子号"量子科学实验卫星、天宫二号和"蛟龙号"载人潜水器等重大科技成果，这些都是随着我国科技发展诞生的新概念、新名词，是科技名词规范工作需要关注的热点。围绕新时代中国特色社会主义发展的重大课题，服务于前瞻性基础研究、新的科学领域、新的科学理论体系，应该是新时代科技名词规范工作所关注的重点。

未来，我们要大力提升服务能力，为科技创新提供坚强有力的基础保障。全国科学技术名词审定委员会第七届委员会成立以来，在创新科学传播模式、推动成果转化应用等方面作了很多努力。例如，及时为113号、115号、117号、118号元素确定中文名称，联合中国科学院、国家语言文字工作委员会召开四个新元素中文名称发布会，与媒体合作开展推广普及，引起社会关注。利用大数据统计、机器学习、自然语言处理等技术，开发面向全球华语圈的术语知识服务平台和基于用户实际需求的应用软件，受到使用者的好评。今后，全国科学技术名词审定委员会还要进一步加强战略前瞻，积极应对信息技术与经济社会交汇融合的趋势，探索知识服务、成果转化的新模式、新手段，从支撑创新发展战略的高度，提升服务能力，切实发挥科技名词规范工作的价值和作用。

使命呼唤担当，使命引领未来，新时代赋予我们新使命。全国科学技术名词审定委员会只有准确把握科技名词规范工作的战略定位，创新思路，扎实推进，才能在新时代有所作为。

是为序。

白春礼
2018年春

路甬祥序

我国是一个人口众多、历史悠久的文明古国，自古以来就十分重视语言文字的统一，主张"书同文、车同轨"，把语言文字的统一作为民族团结、国家统一和强盛的重要基础和象征。我国古代科学技术十分发达，以四大发明为代表的古代文明，曾使我国居于世界之巅，成为世界科技发展史上的光辉篇章。而伴随科学技术产生、传播的科技名词，从古代起就已成为中华文化的重要组成部分，在促进国家科技进步、社会发展和维护国家统一方面发挥着重要作用。

我国的科技名词规范统一活动有着十分悠久的历史。古代科学著作记载的大量科技名词术语，标志着我国古代科技之发达及科技名词之活跃与丰富。然而，建立正式的名词审定组织机构则是在清朝末年。1909年，我国成立了科学名词编订馆，专门从事科学名词的审定、规范工作。到了新中国成立之后，由于国家的高度重视，这项工作得以更加系统地、大规模地开展。1950年政务院设立的学术名词统一工作委员会，以及1985年国务院批准成立的全国自然科学名词审定委员会（现更名为全国科学技术名词审定委员会，简称全国科技名词委），都是政府授权代表国家审定和公布规范科技名词的权威性机构和专业队伍。他们肩负着国家和民族赋予的光荣使命，秉承着振兴中华的神圣职责，为科技名词规范统一事业默默耕耘，为我国科学技术的发展做出了基础性的贡献。

规范和统一科技名词，不仅在消除社会上的名词混乱现象，保障民族语言的纯洁与健康发展等方面极为重要，而且在保障和促进科技进步，支撑学科发展方面也具有重要意义。一个学科的名词术语的准确定名及推广，对这个学科的建立与发展极为重要。任何一门科学（或学科），都必须有自己的一套系统完善的名词来支撑，否则这门学科就立不起来，就不能成为独立的学科。郭沫若先生曾将科技名词的规范与统一称为"乃是一个独立自主国家在学术工作上所必须具备的条件，也是实现学术中国化的最起码的条件"，精辟地指出了这项基础性、支撑性工作的本质。

在长期的社会实践中，人们认识到科技名词的规范和统一工作对于一个国家的科技发展和文化传承非常重要，是实现科技现代化的一项支撑性的系统工程。没有这样一个系统的规范化的支撑条件,不仅现代科技的协调发展将遇到极大困难,而且在科技日益渗透人们生活各方面、各环节的今天,还将给教育、传播、交流、经贸等多方面带来困难和损害。

全国科技名词委自成立以来,已走过近20年的历程,前两任主任钱三强院士和卢嘉锡院士为我国的科技名词统一事业倾注了大量的心血和精力,在他们的正确领导和广大专家的共同努力下,取得了卓著的成就。2002年,我接任此工作,时逢国家科技、经济飞速发展之际,因而倍感责任的重大;及至今日,全国科技名词委已组建了60个学科名词审定分委员会,公布了50多个学科的63种科技名词,在自然科学、工程技术与社会科学方面均取得了协调发展,科技名词蔚成体系。而且,海峡两岸科技名词对照统一工作也取得了可喜的成绩。对此,我实感欣慰。这些成就无不凝聚着专家学者们的心血与汗水,无不闪烁着专家学者们的集体智慧。历史将会永远铭刻着广大专家学者孜孜以求、精益求精的艰辛劳作和为祖国科技发展做出的奠基性贡献。宋健院士曾在1990年全国科技名词委的大会上说过:"历史将表明,这个委员会的工作将对中华民族的进步起到奠基性的推动作用。"这个预见性的评价是毫不为过的。

科技名词的规范和统一工作不仅仅是科技发展的基础,也是现代社会信息交流、教育和科学普及的基础,因此,它是一项具有广泛社会意义的建设工作。当今,我国的科学技术已取得突飞猛进的发展,许多学科领域已接近或达到国际前沿水平。与此同时,自然科学、工程技术与社会科学之间交叉融合的趋势越来越显著,科学技术迅速普及到了社会各个层面,科学技术同社会进步、经济发展已紧密地融为一体,并带动着各项事业的发展。所以,不仅科学技术发展本身产生的许多新概念、新名词需要规范和统一,而且由于科学技术的社会化,社会各领域也需要科技名词有一个更好的规范。另外,随着香港、澳门的回归,海峡两岸科技、文化、经贸交流不断扩大,祖国实现完全统一更加迫近,两岸科技名词对照统一任务也十分迫切。因而,我们的名词工作不仅对科技发展具有重要的价值和意义,而且在经济发展、社会进步、政治稳定、民族团结、国家统一和繁荣等方面都具有不可替代的特殊价值和意义。

最近,中央提出树立和落实科学发展观,这对科技名词工作提出了更高的要求。我们要按照科学发展观的要求,求真务实,开拓创新。科学发展观的本质与核心是以人为本,我们要建设一支优秀的名词工作队伍,既要保持和发扬老一辈科技名词工作者的优良传统，坚持真理、实事求是、甘于寂寞、淡泊名利，又要根据新形势的要求，面向未来、协调发展、与时俱进、锐意创新。此外，我们要充分利用网络等现代科技手段，使规范科技名词得到更好的传播和应用，为迅速提高全民文化素质做出更大贡献。科学发展观的基本要求是坚持以人为本，全面、协调、可持续发展，因此，科技名词工作既要紧密围绕当前国民经济建设形势，着重开展好科技领域的学科名词审定工作，同时又要在强调经济社会以及人与自然协调发展的思想指导下，开展好社会科学、文化教育和资源、生态、环境领域的科学名词审定工作，促进各个学科领域的相互融合和共同繁荣。科学发展观非常注重可持续发展的理念，因此，我们在不断丰富和发展已建立的科技名词体系的同时，还要进一步研究具有中国特色的术语学理论，以创建中国的术语学派。研究和建立中国特色的术语学理论，也是一种知识创新，是实现科技名词工作可持续发展的必由之路，我们应当为此付出更大的努力。

当前国际社会已处于以知识经济为走向的全球经济时代，科学技术发展的步伐将会越来越快。我国已加入世贸组织，我国的经济也正在迅速融入世界经济主流，因而国内外科技、文化、经贸的交流将越来越广泛和深入。可以预言，21世纪中国的经济和中国的语言文字都将对国际社会产生空前的影响。因此，在今后10到20年之间，科技名词工作就变得更具现实意义，也更加迫切。"路漫漫其修远兮，吾将上下而求索"，我们应当在今后的工作中，进一步解放思想，务实创新、不断前进。不仅要及时地总结这些年来取得的工作经验，更要从本质上认识这项工作的内在规律，不断地开创科技名词统一工作新局面，做出我们这代人应当做出的历史性贡献。

2004年深秋

卢嘉锡序

科技名词伴随科学技术而生,犹如人之诞生其名也随之产生一样。科技名词反映着科学研究的成果,带有时代的信息,铭刻着文化观念,是人类科学知识在语言中的结晶。作为科技交流和知识传播的载体,科技名词在科技发展和社会进步中起着重要作用。

在长期的社会实践中,人们认识到科技名词的统一和规范化是一个国家和民族发展科学技术的重要的基础性工作,是实现科技现代化的一项支撑性的系统工程。没有这样一个系统的规范化的支撑条件,科学技术的协调发展将遇到极大的困难。试想,假如在天文学领域没有关于各类天体的统一命名,那么,人们在浩瀚的宇宙当中,看到的只能是无序的混乱,很难找到科学的规律。如是,天文学就很难发展。其他学科也是这样。

古往今来,名词工作一直受到人们的重视。严济慈先生 60 多年前说过,"凡百工作,首重定名;每举其名,即知其事"。这句话反映了我国学术界长期以来对名词统一工作的认识和做法。古代的孔子曾说"名不正则言不顺",指出了名实相副的必要性。荀子也曾说"名有固善,径易而不拂,谓之善名",意为名有完善之名,平易好懂而不被人误解之名,可以说是好名。他的"正名篇"即是专门论述名词术语命名问题的。近代的严复则有"一名之立,旬月踟蹰"之说。可见在这些有学问的人眼里,"定名"不是一件随便的事情。任何一门科学都包含很多事实、思想和专业名词,科学思想是由科学事实和专业名词构成的。如果表达科学思想的专业名词不正确,那么科学事实也就难以令人相信了。

科技名词的统一和规范化标志着一个国家科技发展的水平。我国历来重视名词的统一与规范工作。从清朝末年的科学名词编订馆,到 1932 年成立的国立编译馆,以及新中国成立之初的学术名词统一工作委员会,直至 1985 年成立的全国自然科学名词审定委员会(现已改名为全国科学技术名词审定委员会,简称全国名词委),其使命和职责都是相同的,都是审定和公布规范名词的权威性机构。现在,参与全国名词委领导工作的单位有中国科学院、科学技术部、教育部、中国科学技术协会、国家自然科学基金委员会、新闻出版署、国家质量技术监督局、国家广播电影电视总局、国家知识产权局和国家语言文字工作委员会,这些部委各自选派了有关领导干部担任全国名词委的领导,有力地推动科技名词的统一和推广应用工作。

全国名词委成立以后,我国的科技名词统一工作进入了一个新的阶段。在第一任主任委员钱三强同志的组织带领下,经过广大专家的艰苦努力,名词规范和统一工作取得了显著的成绩。1992年三强同志不幸谢世。我接任后,继续推动和开展这项工作。在国家和有关部门的支持及广大专家学者的努力下,全国名词委15年来按学科共组建了50多个学科的名词审定分委员会,有1800多位专家、学者参加名词审定工作,还有更多的专家、学者参加书面审查和座谈讨论等,形成的科技名词工作队伍规模之大、水平层次之高前所未有。15年间共审定公布了包括理、工、农、医及交叉学科等各学科领域的名词共计50多种。而且,对名词加注定义的工作经试点后业已逐渐展开。另外,遵照术语学理论,根据汉语汉字特点,结合科技名词审定工作实践,全国名词委制定并逐步完善了一套名词审定工作的原则与方法。可以说,在20世纪的最后15年中,我国基本上建立起了比较完整的科技名词体系,为我国科技名词的规范和统一奠定了良好的基础,对我国科研、教学和学术交流起到了很好的作用。

在科技名词审定工作中,全国名词委密切结合科技发展和国民经济建设的需要,及时调整工作方针和任务,拓展新的学科领域开展名词审定工作,以更好地为社会服务、为国民经济建设服务。近些年来,又对科技新词的定名和海峡两岸科技名词对照统一工作给予了特别的重视。科技新词的审定和发布试用工作已取得了初步成效,显示了名词统一工作的活力,跟上了科技发展的步伐,起到了引导社会的作用。两岸科技名词对照统一工作是一项有利于祖国统一大业的基础性工作。全国名词委作为我国专门从事科技名词统一的机构,始终把此项工作视为自己责无旁贷的历史性任务。通过这些年的积极努力,我们已经取得了可喜的成绩。做好这项工作,必将对弘扬民族文化,促进两岸科教、文化、经贸的交流与发展做出历史性的贡献。

科技名词浩如烟海,门类繁多,规范和统一科技名词是一项相当繁重而复杂的长期工作。在科技名词审定工作中既要注意同国际上的名词命名原则与方法相衔接,又要依据和发挥博大精深的汉语文化,按照科技的概念和内涵,创造和规范出符合科技规律和汉语文字结构特点的科技名词。因而,这又是一项艰苦细致的工作。广大专家学者字斟句酌，精益求精，以高度的社会责任感和敬业精神投身于这项事业。可以说，全国名词委公布的名词是广大专家学者心血的结晶。这里，我代表全国名词委，向所有参与这项工作的专家学者们致以崇高的敬意和衷心的感谢！

审定和统一科技名词是为了推广应用。要使全国名词委众多专家多年的劳动成果——规范名词，成为社会各界及每位公民自觉遵守的规范，需要全社会的理解和支持。国务院和4个有关部委〔国家科委(今科学技术部)、中国科学院、国家教委(今教育部)和新闻出版署〕已分别于1987年和1990年行文全国，要求全国各科研、教学、生产、经营以及新闻出版等单位遵照使用全国名词委审定公布的名词。希望社会各界自觉认真地执行，共同做好这项对于科技发展、社会进步和国家统一极为重要的基础工作，为振兴中华而努力。

值此全国名词委成立15周年、科技名词书改装之际，写了以上这些话。是为序。

2000年夏

钱 三 强 序

科技名词术语是科学概念的语言符号。人类在推动科学技术向前发展的历史长河中，同时产生和发展了各种科技名词术语，作为思想和认识交流的工具，进而推动科学技术的发展。

我国是一个历史悠久的文明古国，在科技史上谱写过光辉篇章。中国科技名词术语，以汉语为主导，经过了几千年的演化和发展，在语言形式和结构上体现了我国语言文字的特点和规律，简明扼要，蓄意深切。我国古代的科学著作，如已被译为英、德、法、俄、日等文字的《本草纲目》、《天工开物》等，包含大量科技名词术语。从元、明以后，开始翻译西方科技著作，创译了大批科技名词术语，为传播科学知识，发展我国的科学技术起到了积极作用。

统一科技名词术语是一个国家发展科学技术所必须具备的基础条件之一。世界经济发达国家都十分关心和重视科技名词术语的统一。我国早在1909年就成立了科学名词编订馆，后又于1919年中国科学社成立了科学名词审定委员会，1928年大学院成立了译名统一委员会。1932年成立了国立编译馆，在当时教育部主持下先后拟订和审查了各学科的名词草案。

新中国成立后，国家决定在政务院文化教育委员会下，设立学术名词统一工作委员会，郭沫若任主任委员。委员会分设自然科学、社会科学、医药卫生、艺术科学和时事名词五大组，聘任了各专业著名科学家、专家，审定和出版了一批科学名词，为新中国成立后的科学技术的交流和发展起到了重要作用。后来，由于历史的原因，这一重要工作陷于停顿。

当今，世界科学技术迅速发展，新学科、新概念、新理论、新方法不断涌现，相应地出现了大批新的科技名词术语。统一科技名词术语，对科学知识的传播，新学科的开拓，新理论的建立，国内外科技交流，学科和行业之间的沟通，科技成果的推广、应用和生产技术的发展，科技图书文献的编纂、出版和检索，科技情报的传递等方面，都是不可缺少的。特别是计算机技术的推广使用，对统一科技名词术语提出了更紧迫的要求。

为适应这种新形势的需要，经国务院批准，1985年4月正式成立了全国自然科学名词审定委员会。委员会的任务是确定工作方针，拟定科技名词术语审定工作计划、实施方案和步骤,组织审定自然科学各学科名词术语,并予以公布。根据国务院授权,委员会审定公布的名词术语,科研、教学、生产、经营以及新闻出版等各部门,均应遵照使用。

全国自然科学名词审定委员会由中国科学院、国家科学技术委员会、国家教育委员会、中国科学技术协会、国家技术监督局、国家新闻出版署、国家自然科学基金委员会分别委派了正、副主任担任领导工作。在中国科协各专业学会密切配合下,逐步建立各专业审定分委员会,并已建立起一支由各学科著名专家、学者组成的近千人的审定队伍,负责审定本学科的名词术语。我国的名词审定工作进入了一个新的阶段。

这次名词术语审定工作是对科学概念进行汉语订名,同时附以相应的英文名称,既有我国语言特色,又方便国内外科技交流。通过实践,初步摸索了具有我国特色的科技名词术语审定的原则与方法,以及名词术语的学科分类、相关概念等问题,并开始探讨当代术语学的理论和方法,以期逐步建立起符合我国语言规律的自然科学名词术语体系。

统一我国的科技名词术语,是一项繁重的任务,它既是一项专业性很强的学术性工作,又涉及到亿万人使用习惯的问题。审定工作中我们要认真处理好科学性、系统性和通俗性之间的关系;主科与副科间的关系;学科间交叉名词术语的协调一致;专家集中审定与广泛听取意见等问题。

汉语是世界五分之一人口使用的语言,也是联合国的工作语言之一。除我国外,世界上还有一些国家和地区使用汉语,或使用与汉语关系密切的语言。做好我国的科技名词术语统一工作,为今后对外科技交流创造了更好的条件,使我炎黄子孙,在世界科技进步中发挥更大的作用,做出重要的贡献。

统一我国科技名词术语需要较长的时间和过程,随着科学技术的不断发展,科技名词术语的审定工作,需要不断地发展、补充和完善。我们将本着实事求是的原则,严谨的科学态度做好审定工作,成熟一批公布一批,提供各界使用。我们特别希望得到科技界、教育界、经济界、文化界、新闻出版界等各方面同志的关心、支持和帮助,共同为早日实现我国科技名词术语的统一和规范化而努力。

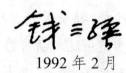

1992 年 2 月

前　言

名词审定是科技界一项十分重要的基础工作，其重大意义不言自明。鉴于烧伤学相关领域进展迅速、内容涵盖广、与其他学科广泛交叉、新定义的外文名词层出不穷，在临床实践和医学教学中存在着混用和误用烧伤学名词的现象，甚至在烧伤学专业书籍和期刊中也存在此类现象，这对学术交流和烧伤学知识的传播造成了极大的阻碍。因此，审定和规范烧伤学名词势在必行。

在全国科学技术名词审定委员会和中华医学会医学名词审定委员会的指导下，由医学名词审定委员会烧伤学名词审定分委员会组织全国几十位烧伤学专家参与编写、审定了《烧伤学名词》。内容分为烧伤概论、烧伤早期处理与营养代谢、烧伤并发症、特殊类型烧伤、烧伤创面修复、烧伤康复与整形、烧伤麻醉、烧伤护理、烧烫伤实验动物模型9部分，共1123条。书后附有英汉、汉英索引。本书介绍了烧伤学基本名词的概念，也收录了部分体现学科最新进展的名词，可作为今后专业名词应用的标准供烧伤学专业医务工作者、其他专业医务工作者、医学科研工作者和医学院校师生使用。

烧伤学名词审定分委员会非常重视名词审定工作，早在2009年接受任务后，即召开了第一次编委会，按照科学技术名词审定的原则与方法，在全国科学技术名词审定委员会和中华医学会医学名词审定委员会专家的指导下，讨论确定了编写范围，拟定了编写大纲，落实了组织分工，随后即开始收集、拟定词条。期间五易其稿，召开了5次编委、专家审定会议，并征求了全国各地专家的修改意见，今天本书终于与读者见面了。

由于名词审定需要高度的科学性和专业性，另外编写与审定人员还要承担大量的临床工作，其难度可想而知。全体编审人员虽做出了最大努力，但由于编委特别是主编水平和精力所限，可能还存在许多不足，殷切希望学界同仁提出宝贵意见，以期将来进一步完善。

最后衷心感谢全体编审人员的辛勤劳动，感谢全国科学技术名词审定委员会和中华医学会医学名词审定委员会的悉心指导，感谢杨宗城、肖光夏、汪仕良、孙永华、陈璧5位资深教授对最终稿件的认真审定。特别要提到的是盛志勇院士，93岁高龄仍然高度关心和支持《烧伤学名词》的编写，并以其渊博的专业知识在本名词起草和修改过程中，做出了无可替代的贡献。还有一些老专家以带病之躯参加编写，也为本名词的出版做出了重要贡献！借此机会，向他们致以衷心的感谢！

医学名词审定委员会
烧伤学名词审定分委员会
2019年6月

编 排 说 明

一、本书公布的是烧伤学基本名词，共1123条，对每条名词均给出了定义或注释。

二、全书分9部分：烧伤概论，烧伤早期处理与营养代谢，烧伤并发症，特殊类型烧伤，烧伤创面修复，烧伤康复与整形，烧伤麻醉，烧伤护理，烧烫伤实验动物模型。

三、正文按汉文名所属学科的相关概念体系排列。汉文名后给出了与该词概念相对应的英文名。

四、每个汉文名都附有相应的定义或注释。定义一般只给出其基本内涵，注释则扼要说明其特点。当一个汉文名有不同的概念时，则用（1）、（2）等表示。

五、一个汉文名对应几个英文同义词时，英文词之间用","分开。

六、凡英文词的首字母大、小写均可时，一律小写；英文除必须用复数者，一般用单数形式。

七、"[ ]"中的字为可省略的部分。

八、主要异名和释文中的条目用楷体表示。"全称""简称"是与正名等效使用的名词；"又称"为非推荐名，只在一定范围内使用；"俗称"为非学术用语；"曾称"为被淘汰的旧名。

九、正文后所附的英汉索引按英文字母顺序排列；汉英索引按汉语拼音顺序排列。所示号码为该词在正文中的序码。索引中带"*"者为规范名的异名或在释文中出现的条目。

目　　录

白春礼序
路甬祥序
卢嘉锡序
钱三强序
前言
编排说明

正文
01. 烧伤概论 ··· 1
　　01.01　概述 ·· 1
　　01.02　烧伤后病理生理变化 ··· 4
　　01.03　烧伤的临床过程 ··· 10
　　01.04　烧伤免疫 ··· 12
02. 烧伤早期处理与营养代谢 ·· 15
　　02.01　烧伤早期处理 ·· 15
　　02.02　烧伤营养代谢 ·· 18
03. 烧伤并发症 ·· 22
　　03.01　烧伤休克防治 ·· 22
　　03.02　烧伤感染及其防治 ··· 27
　　03.03　烧伤早期心肌损伤 ··· 30
　　03.04　烧伤后肺损伤 ·· 33
　　03.05　烧伤后肾损伤 ·· 36
　　03.06　烧伤后脑、肠道损伤及其他脏器和系统损伤 ····················· 38
　　03.07　烧伤后血管内皮细胞损伤 ··· 43
04. 特殊类型烧伤 ··· 44
　　04.01　吸入性损伤 ··· 44
　　04.02　特殊原因和特殊部位烧伤 ··· 49
　　04.03　烧伤复合伤 ··· 52
　　04.04　小儿及老年烧伤 ·· 55
05. 烧伤创面修复 ··· 58
　　05.01　烧伤创面处理 ·· 58
　　05.02　自体皮肤及其他组织移植 ··· 60
　　05.03　皮肤替代物及其应用 ·· 69
06. 烧伤康复与整形 ·· 72

06.01　烧伤康复治疗 ··· 72
　　06.02　烧伤瘢痕与整形 ··· 76
07. 烧伤麻醉 ··· 86
08. 烧伤护理 ··· 88
09. 烧烫伤实验动物模型 ··· 91

附录
英汉索引 ··· 95
汉英索引 ··· 115

01. 烧伤概论

01.01 概　述

01.001　烧伤学　burns, study of burns
研究烧伤疾病发生、发展和转归的原因、规律以及诊断和治疗的一门临床医学分支学科。

01.002　移植免疫学　transplantation immunology
研究移植物排斥反应发生的机制及其预防和控制的免疫学分支学科。

01.003　烧伤　burn
热力或间接热力（化学物质、电流、放射线等）作用于人体引起的组织损伤。主要指皮肤和黏膜损伤，严重者也可伤及皮肤和黏膜下组织结构，如肌肉、骨、关节甚至内脏。

01.004　热烧伤　thermal burn
全称"热力烧伤"。热力作用于人体引起的组织损伤。

01.005　烫伤　scald
热液、蒸汽等引起的组织损伤。是热烧伤的一种。

01.006　皮肤　skin
覆盖在人体表面，直接与外界环境相接触的器官。由表皮和真皮组成。是人体最大的器官，具有保护、排泄、调节体温、感受外界刺激和免疫防护等功能。

01.007　表皮　epidermis
皮肤的最外层。属于复层鳞状上皮，典型的表皮包括角质层、透明层、颗粒层、棘层和基底层，主要由角质形成细胞、黑素细胞、朗格汉斯细胞和梅克尔细胞等构成。

01.008　角质层　stratum corneum, horny layer of epidermis
位于表皮最上层，由多层死亡的扁平角质细胞组成的组织层。细胞正常结构消失，有防渗、抗磨的作用。

01.009　透明层　stratum lucidum, clear layer of epidermis
位于角质层和颗粒层之间，由2~3层较扁的细胞组成的组织层。仅见于掌跖等部位较厚的表皮中。

01.010　颗粒层　stratum granulosum
位于棘层上部，细胞呈梭形，已开始退化的组织层。正常情况下其厚度随角质层厚薄而变化，胞质中存在着强嗜碱性的透明角质颗粒。

01.011　棘层　stratum spinosum, spinous layer of epidermis
位于基底层上方，由4~8层多角形细胞构成的组织层。细胞轮廓渐趋扁平，有增殖活力，浅度烧伤时增殖活跃。

01.012　基底层　stratum basale, basal layer of epidermis
位于表皮底层，由单层立方形或圆柱状细胞构成的组织层。具有活跃的细胞增殖能力。

01.013　生发层　germinal layer

基底层和棘层的合称。

01.014 上皮 epithelium
全称"上皮组织（epithelium tissue）"。主要由上皮细胞紧密排列形成的组织。分为被覆上皮和腺上皮两大类，具有保护、吸收、分泌和排泄等功能。

01.015 上皮化 epithelization
上皮组织覆盖新生组织表面的过程。

01.016 内皮 endothelium
衬贴在心血管和淋巴管腔面的单层扁平上皮。

01.017 真皮 dermis
位于皮肤表皮下方，由中胚层分化而来的结构。分为乳头层和网状层，属于不规则的致密结缔组织，以纤维成分为主，纤维之间有少量基质和细胞。

01.018 乳头层 papillary layer
位于真皮浅层，凸向表皮底部的乳头状隆起。内含丰富的毛细血管、毛细淋巴管、游离神经末梢和囊状神经小体。

01.019 网状层 reticular layer
位于真皮的深层，与乳头层无严格界限，主要由粗大的胶原纤维束和弹性纤维束组成的组织层。有较大的血管、淋巴管和神经穿行。

01.020 皮下组织 hypodermis, subcutaneous tissue
位于真皮的深面，由疏松结缔组织和脂肪组织构成的结构。

01.021 乳头下血管丛 subpapillary vascular plexus
位于真皮乳头层和网状层交界处的浅部血管网。浅Ⅱ度烧伤时乳头下血管丛充血扩张，呈脉络状或颗粒状。

01.022 真皮血管网 dermal vascular plexus
位于真皮网状层的血管网。深Ⅱ度烧伤时此血管丛充血淤滞或形成血栓，出现细小血管支，表明烧伤较深。

01.023 真皮下血管网 subdermal vascular plexus
位于真皮和皮下组织交界处的血管网。Ⅲ度烧伤时此血管丛栓塞导致出现粗大栓塞。

01.024 华氏九分法 Wallace rule of nines
一种烧伤面积和深度估计方法。将人体体表面积以9%的倍数表示，具体为头颈部9%，双上肢各9%，躯干（含臀部）36%，双下肢各9%，会阴1%。该分法按外国人身材测得，并不适合国内使用。

01.025 伦德–布劳德表 Lund and Browder chart
简称"伦–布法"。一种来源于华氏九分法的烧伤面积和深度估计方法。较准确，但需查表，不便记忆，国外常在儿童中使用。

01.026 伯科法 Berkow method
一种由华氏九分法衍变而来的烧伤面积和深度估计方法。不同的是此法考虑了年龄对体表面积分布比例的影响。

01.027 中国九分法 Chinese rule of nines
由中国人民解放军第三军医大学（现陆军军医大学）提出的一种烧伤面积和深度估计方法。将成人体表面积分为头颈部9%（1个9%），双上肢18%（2个9%），躯干（含会阴1%）27%（3个9%），双下肢（含臀部）46%（5×9%+1%），共为11×9%+1%＝100%。

01.028 十分法 rule of tens

一种由中国人民解放军第一五九中心医院（现中国人民解放军联勤保障部队第九九〇医院）提出的烧伤面积和深度估计方法。将青年人体体表面积分为 10 个 10%，即头颈部 10%，上肢各 10%，躯干（含会阴及臀部）30%，下肢各 20%。此法简便易记。

01.029　手掌法　rule of palm
一种人体表面面积的估计方法。不考虑年龄和性别差异，将手指并拢，其单掌面积约为自身体表总面积的 1%。

01.030　三度四分法　rule of three degrees and four levels
我国曾经广泛采用的一种烧伤深度的估计方法。根据烧伤深度不同将烧伤划分为 Ⅰ 度、浅Ⅱ度、深Ⅱ度和Ⅲ度烧伤。

01.031　四度五分法　rule of four degrees and five levels
在三度四分法的基础上发展而成的一种烧伤深度的估计方法。区别在于将原标准中超越皮肤和皮下的深度烧伤定位为Ⅳ度。

01.032　Ⅰ度烧伤　first degree burn
又称"一度烧伤""红斑性烧伤"。仅伤及部分表皮，生发层健在的烧伤。故增殖再生能力活跃，常于短期（3~5 天）内脱屑愈合，不遗留瘢痕。

01.033　Ⅱ度烧伤　second degree burn, partial thickness burn
又称"二度烧伤"。伤及整个表皮和部分真皮的烧伤。根据伤及皮肤的深浅又分为浅Ⅱ度烧伤和深Ⅱ度烧伤。

01.034　浅Ⅱ度烧伤　superficial second degree burn, superficial partial thickness burn
又称"浅二度烧伤"。包括整个表皮，直至生发层或真皮乳头层损伤的烧伤。上皮的再生依赖于残存的生发层及皮肤附件的上皮细胞。如无继发感染，一般经过 1~2 周愈合，不遗留瘢痕。

01.035　深Ⅱ度烧伤　deep second degree burn, deep partial thickness burn
又称"深二度烧伤"。伤及真皮乳头层以下的烧伤。残留部分真皮及皮肤附件，愈合依赖于皮肤附件上皮，特别是毛囊突出部内的表皮祖细胞的增殖。如无感染，一般需 3~4 周愈合，常留有瘢痕。临床变异较多，浅的接近浅Ⅱ度，深的则临界Ⅲ度。

01.036　Ⅲ度烧伤　third degree burn, full thickness burn
又称"三度烧伤""焦痂性烧伤"。导致全层皮肤损伤的烧伤。表皮、真皮及其附件全部被毁。创面修复依赖于手术植皮或皮瓣修复。

01.037　Ⅳ度烧伤　fourth degree burn, devastating full thickness burn
又称"四度烧伤"。深及肌肉、骨骼甚至内脏的烧伤。创面修复需依赖于植皮及皮瓣修复，严重者需截肢。

01.038　浅度烧伤　superficial burn
创面在伤后 3 周内自行愈合的烧伤。包括Ⅰ度、浅Ⅱ度和部分较浅的深Ⅱ度烧伤。

01.039　深度烧伤　deep burn
创面自行愈合需要 3 周以上的烧伤。包括较深或伴感染的深Ⅱ度、Ⅲ度和Ⅳ度烧伤，通常需要手术治疗。

01.040　轻度烧伤　minor burn, mild burn
成人烧伤面积 10%以下（小儿 5%以下）的Ⅱ度烧伤。

01.041　中度烧伤　moderate burn

成人烧伤面积在 11%~30%（小儿 5%~15%）或Ⅲ度烧伤面积在 10%以下（小儿 5%以下），并且无吸入性损伤或者严重并发症的烧伤。

01.042　重度烧伤　major burn, severe burn
成人烧伤面积在 31%~50%（小儿16%~25%）或Ⅲ度烧伤面积在 10%~20%（小儿 10%以下），或成人烧伤面积不足 31%（小儿不足 16%）的烧伤。有下列情况之一者：①全身情况严重或有休克；②复合伤（严重创伤、冲击伤、放射伤、化学中毒等）；③中、重度吸入性损伤；④婴儿头面部烧伤超过 5%。

01.043　特重烧伤　extremely severe burn
成人烧伤面积 50%以上（小儿 25%以上）或Ⅲ度烧伤面积达 20%以上（小儿 10%以上）的烧伤。

01.044　烧伤指数　burn index
用来表示烧伤严重程度的指数。用公式表示为：烧伤指数＝Ⅲ度烧伤面积＋Ⅱ度烧伤面积/2。由于深Ⅱ度和浅Ⅱ度烧伤在治疗和预后方面存在巨大差异，因此又提出如下公式：烧伤指数＝Ⅲ度烧伤面积＋2/3 深Ⅱ度烧伤面积＋1/2 浅Ⅱ度烧伤面积。

01.045　溴酚蓝染色　bromophenol blue staining
使用溴酚蓝染料检查烧伤深度的方法。将溴酚蓝染料注射于创面使组织染成蓝色，正常组织血液循环好，可很快排出蓝色而褪色，损伤区因染料外渗与组织结合而染色较深，若组织尚存活力，可在 24h 内逐渐褪色，而坏死组织则不能褪色。

01.046　金霉素荧光法　chlortetracycline fluorescence assay
根据金霉素的荧光显影检查烧伤深度的方法。原理是给患者注射金霉素后，由于组织损伤程度不同，对金霉素的吸收量也不同（深度烧伤区吸收少，浅度烧伤区吸收多），在紫外线的照射下出现不同的荧光。

01.047　创面温度测定　temperature test of wound surface
根据烧伤深度不同，表面温度也不同的原理，使用敏感皮温计测量创面温度以判断烧伤深度的方法。

01.048　红外成像　infrared photography
又称"红外摄像"。用于烧伤诊断的红外线照相技术。由于坏死组织深度不同，温度也不一样，所产生的红外线波长也不同，用红外线热像仪记录后，再经计算机处理，可得到反映烧伤深、浅度的图像。

01.049　活体组织检查　biopsy
简称"活检"。在活体局部获取少量组织，进行病理学检查、诊断的方法。

01.050　创面微循环检测　microcirculation assay of wound surface
伤后早期使用激光多普勒流量仪检测创面微循环状况，了解损害情况，判断烧伤深度的方法。原理是由于烧伤深度不同，创面微循环改变也不同。

01.02　烧伤后病理生理变化

01.051　酸碱平衡　acid-base equilibrium
人体内各种体液必须具有的维持正常生理活动的适宜酸碱度。正常人血液的 pH 值为 7.35~7.45。

01.052　酸碱平衡紊乱　disturbance of acid-

base equilibrium

血液的 pH 值偏离 7.35~7.45 的正常范围。低于 7.35 称为酸中毒（acidosis），高于 7.45 称为碱中毒（alkalosis）。根据原因又可以分为代谢性和呼吸性酸碱平衡紊乱。当两种或以上的酸碱紊乱分别同时作用于呼吸或代谢系统称为混合性酸碱平衡紊乱（mixed acid-base disturbance），此时 pH 值可以处于正常范围。

01.053　水中毒　overhydration, water intoxication
水占人体体重的 65%~70%，且在体内相对稳定，人体水代谢发生障碍，使体内水分过多，导致细胞（尤其是脑组织）水肿的综合征。根据原因又可分为水分绝对过多和相对过多两种。

01.054　脱水　dehydration
体液总量，尤其是细胞外液减少导致的症状。由失水过多和/或摄入量不足所致，同时伴有钠、钾等电解质成分的丢失及酸碱平衡紊乱。根据丢失成分的不同分为高渗性、等渗性和低渗性脱水。

01.055　电解质紊乱　electrolyte disturbance
电解质是体液中以离子状态存在的无机盐和一些有机物（如蛋白质），当机体失去对电解质的调节能力或电解质超过了机体可代偿程度时，电解质浓度、渗透压不能维持在正常范围的现象。

01.056　低钾血症　hypokalemia
血清钾<3.5mmol/L 时出现的症状。表现为精神萎靡，肌张力减低，腱反射减弱或消失，腹胀、肠鸣音减少或消失，心音低钝，心律失常。心电图出现 T 波低平、倒置，ST 段下移，Q-T 间期延长，U 波增大。

01.057　高钾血症　hyperkalemia
血清钾>5.5mmol/L 时出现的症状。容易导致心脏停搏，应及早发现，及早防治。

01.058　低钠血症　hyponatremia
血清钠<130mmol/L 时出现的症状。病因有低渗性脱水、电解质异常丢失和细胞外液容量过多。症状随血钠下降速度而异，如细胞容量改变导致的低渗性脱水可表现严重循环衰竭、肢凉、脉细、尿少、前囟凹陷；随低钠血症发展，体液向细胞内转移，可表现为脑细胞水肿的症状，如嗜睡、萎靡、昏迷、惊厥。伴随低钠还可以出现神经肌肉应激性改变，如肌张力低下、腱反射减弱等。

01.059　高钠血症　hypernatremia
血清钠>150mmol/L 时出现的症状。病因有摄水过少和失水超过失盐。表现为高渗性脱水、摄盐过多和严重感染等。高钠血症时，由于细胞内水外渗，引起细胞内脱水，临床可表现为烦渴、发热、口腔黏膜干燥，严重时可表现为意识障碍、烦躁、抽搐。

01.060　低钙血症　hypocalcemia
血清钙<1.85mmol/L 时出现的症状。常与低镁同时存在，表现为神经肌肉兴奋性增强、手足抽搐、惊厥或口唇痉挛。

01.061　高钙血症　hypercalcemia
血清钙>2.75mmol/L 时出现的症状。常见原因为恶性肿瘤及原发性甲状旁腺功能亢进。血清钙>4.5mmol/L，可发生高钙血症危象，如严重脱水、高热、心律失常、意识不清等，患者易死于心搏骤停、坏死性胰腺炎和肾衰竭。

01.062　低镁血症　hypomagnesemia
血清镁<0.58mmol/L 时出现的症状。常与低钙同时存在，表现为神经肌肉兴奋性增强、手足抽搐、惊厥或口唇痉挛。

01.063　高镁血症　hypermagnesemia

血清镁>1.25mmol/L时出现的症状。表现为肌无力，甚至弛缓性麻痹，膝腱反射减弱或消失，嗜睡或昏迷，严重者可因呼吸肌麻痹而死亡。

01.064　应激性高血糖　stress hyperglycemia
又称"应激性糖尿病""损伤性糖尿病"。在应激源和损伤因子，如创伤、感染、烧伤、手术、缺氧、失血等强烈刺激下，内分泌系统能协助维持机体的自稳性，但内分泌反应又可加重应激时的代谢紊乱，其显著特点为血糖升高和高糖性高渗血症。除血糖升高外，其葡萄糖耐量下降，血中胰岛素浓度升高，外周组织对胰岛素敏感性和反应性下降。1877年由伯纳德（Bernard）首次报道。

01.065　缺血　ischemia
局部组织或器官的动脉血液供应减少或停止。

01.066　缺氧　hypoxia
当组织的氧供应不足或氧利用障碍时，导致组织代谢、功能和形态结构发生异常变化的病理过程。

01.067　自由基　free radical
能独立存在，含有1个或1个以上不成对电子的原子、原子团或分子。氧自由基占机体内自由基的95%以上，是人体内氧化过程中释放的一种活泼的有害物质。

01.068　无复流现象　no-reflow phenomenon
又称"无再灌注（no reperfusion）"。血管造影时该血管血液循环所支配的节段组织灌注不足的现象。是无血管机械性阻塞的证据。

01.069　脂质过氧化损伤　lipid peroxidation injury
机体中存在自由基反应和抗自由基的防御体系，当自由基的产生超过机体防御体系的清除能力，或机体防御体系受损不能发挥正常功能时，过多的自由基对膜、蛋白质和DNA产生损害的现象。

01.070　缺血再灌注损伤　ischemia-reperfusion injury
缺血再灌注后，氧自由基导致细胞膜脂质过氧化损伤和无复流现象等，不能使组织器官功能恢复，反而使缺血所致功能代谢障碍和结构破坏进一步加重的现象。

01.071　氧摄取率　oxygen extraction ratio, O_2 ER
毛细血管处组织细胞从动脉血中摄取氧的百分比。

01.072　氧供依赖性氧耗　supply-dependent oxygen consumption
又称"病理性氧供依赖（pathological oxygen supply dependency）"。氧摄取率不能代偿性增加，只有通过增加氧供来维持氧需的现象。氧供增加时提高毛细血管内氧分压，可促使氧进入细胞。在氧供未满足氧需以前，氧耗量随氧供增加而增高。这种现象提示组织缺氧。

01.073　氧反常　oxygen paradox
用低氧溶液灌注组织器官或在缺氧条件下培养细胞一定时间后，再恢复正常氧供应，组织及细胞的损伤不仅未能恢复，反而更趋严重的现象。

01.074　钙反常　calcium paradox
以无钙溶液灌流离体大鼠心脏2min后再以含钙溶液灌注时，心肌电信号异常，心脏功能、代谢及形态结构发生异常变化的现象。由1966年齐默尔曼（Zimmerman）首先发现。

01.075　钙超载　calcium overloading

缺血组织恢复血供后细胞内 Ca^{2+} 含量显著增高并引起细胞损伤的现象。

01.076 水样变性 hydropic degeneration
感染、中毒、缺氧等因素损害细胞时，线粒体产能减少，细胞膜上离子泵功能下降，细胞内水分增多，形成细胞内水肿的严重病理改变。病因消除后细胞可以恢复正常，但如继续发展，则可能形成细胞变性或坏死。

01.077 坏死 necrosis
在损伤因子的作用下，活体局部组织和细胞死亡的现象。

01.078 渐进性坏死 necrobiosis
由组织细胞的变性逐渐发展而来，多见于细胞或组织的生理性退行性变和死亡，随后被新的细胞或组织更换。在此期间，只要坏死尚未发生而病因被消除，则组织、细胞的损伤仍可恢复（可复期）。组织、细胞的损伤严重，代谢紊乱，出现一系列形态学变化时，则损伤不能恢复（不可复期）。

01.079 液化性坏死 liquefactive necrosis
坏死组织迅速溶解呈液体状或形成坏死腔。如脑软化、脂肪坏死等。化脓性炎症是液化性坏死的一种特殊类型，坏死组织形成脓液。

01.080 脂肪坏死 fat necrosis
脂肪细胞死亡。主要有酶解性和外伤性两种。前者见于急性胰腺炎，后者见于各种外伤，如严重烧伤和电击伤等。

01.081 坏疽 gangrene
大块组织坏死后，继发腐败细菌感染及其他因素的影响而呈黑色、污绿色等特殊形态的坏死。一般分干性坏疽、湿性坏疽和气性坏疽三种类型。气性坏疽是湿性坏疽的一种特殊类型。

01.082 干性坏疽 dry gangrene
发生在体表组织或器官的坏疽。如上、下肢的动脉粥样硬化，血栓闭塞性脉管炎，动脉部分或完全阻塞，肢体远端缺血性坏死。静脉回流通畅，体表水分易蒸发，加之感染较轻，坏死的肢体呈干燥、皱缩、坚实、黑色，坏死组织与周围正常组织分界清楚。

01.083 湿性坏疽 moist gangrene, wet gangrene
由于坏疽组织或器官静脉回流不畅，导致的组织器官缺血坏死。表现为水分多，淤血肿胀，细菌感染严重，呈深蓝色或暗绿、污黑色，与周围正常组织分界不清，甚至有恶臭，发展快，中毒症状严重。如坏疽性阑尾炎、肠坏疽、肺坏疽及子宫坏疽等。

01.084 气性坏疽 gas gangrene
湿性坏疽的一种特殊类型。由产气荚膜杆菌等厌氧菌感染导致分解坏死组织，产生大量气体，使坏死组织呈蜂窝状，污秽暗棕色，触之有捻发感。常见于枪伤、刀伤等深部开放性组织创伤，一般发展快、毒素吸收多，后果较严重，需紧急处理。

01.085 失活组织 devitalized tissue
临床上失去生存能力的坏死组织。

01.086 水疱 blister
皮肤损伤后表皮与真皮分离，形成高出皮面的局限性、腔隙性突起。内容为澄清的炎性浆液性渗出，可含有血液。

01.087 溃疡 ulcer
上皮组织全层或更深组织的局限性组织缺损。如胃溃疡、下肢溃疡等。

01.088 修复 repair
组织损伤后由周围基底的健康组织再生、修补恢复的过程。

01.089　再生　regeneration
组织缺损后，邻近细胞分裂、增殖以完成修复的过程。有生理性再生和病理性再生两种。病理性再生又分为完全性和不完全性再生。

01.090　组织增生　tissue proliferation
细胞通过分裂增殖而数目增多的现象。有生理性增生和病理性增生两种。适应生理需要而发生，程度未超过正常限度的增生称为生理性增生（physiological hyperplasia）；病理原因引起的，超过正常范围的增生称为病理性增生（pathological hyperplasia）。生理性增生又分为代偿性增生（compensatory hyperplasia）和内分泌性增生（endocrine hyperplasia）。

01.091　炎症　inflammation
具有血管系统的活体组织针对损伤发生的以防御为主的反应。小血管反应是炎症过程的中心环节，炎症局部组织的基本病变包括变质、渗出、增生；临床可有红、热、肿、痛、活动受限等局部或全身表现。

01.092　渗出　exudation
由于炎症损伤，血管通透性增强，炎症局部血管内的液体透过管壁进入间质、体腔、体表或黏膜表面的过程。

01.093　渗出物　exudate
炎症过程中由于血管壁通透性升高等原因，从血管内渗出到间质、体腔或体表的液体。含有较多的蛋白质（包括大分子的纤维蛋白原）和细胞成分，肉眼见混浊，能自凝，比重大于1.018，里瓦尔塔（Rivalta）试验阳性。

01.094　炎性水肿　inflammatory edema
在炎症过程中血管内的液体渗出，并在组织间质中聚集引起的水肿。

01.095　炎症细胞浸润　inflammatory cell infiltration
炎症时血液中白细胞从血管内渗出到组织中的现象。

01.096　趋化作用　chemotaxis
又称"趋化性"。白细胞在化学刺激物的作用下定向移动的现象。

01.097　趋化因子　chemotactic factor
作用于白细胞，使其做定向运动的化学刺激物。包括可溶性细菌产物、补体和花生四烯酸的代谢产物等。

01.098　炎症介质　inflammatory mediator
参与炎症发生发展（即介导组织损伤、血管扩张和通透性增强、白细胞浸润等）的一些内源性和外源性化学因子。如血管活性胺、花生四烯酸代谢产物、氧自由基、中性粒细胞溶酶体成分、细胞因子、激肽、补体、凝血因子等。

01.099　血管活性胺　vasoactive amine
炎症介质之一。包括组胺和5-羟色胺。具有使动脉毛细血管扩张和血管通透性升高以及趋化嗜酸性粒细胞等作用。

01.100　化脓性炎症　suppurative inflammation, purulent inflammation
非特异性感染中以大量中性粒细胞渗出为特征，伴有不同程度的组织坏死和脓液形成的炎症。常见致病菌有葡萄球菌、链球菌、大肠杆菌等。其特点是同一种致病菌可以引起几种不同的化脓性感染，而不同的致病菌又可引起同一疾病。有化脓性炎症的共同特征，即红、肿、热、痛和功能障碍，防治上也有共同性。

01.101　脓细胞　pus cell
脓液中变性坏死的中性粒细胞。细胞肿胀呈

球形。

01.102 脓肿 abscess
一种表现为组织坏死液化,形成充满脓液的腔的局限性化脓性炎症。

01.103 窦道 sinus
深部脓肿或坏死向体表或自然管腔发展、破溃、排出,形成只有1个开口的病理通道。

01.104 瘘管 fistula
深部脓肿或坏死向体表和有腔器官破溃形成有2个或2个以上开口并沟通两端开口的病理性管道。

01.105 烧伤创面 burn wound
在热力、化学物质、放射线等作用下导致完整性被破坏、组织丢失和功能损害的皮肤创面。病理变化可分为3个区带,由内向外依次为凝固坏死带、淤滞带和充血带。其中淤滞带组织血管的微循环淤滞,细胞变性,称为间生态组织(parabiotic tissue)。若创面处理不当,淤滞带组织由间生态转为坏死凝固,使创面加深。

01.106 肉芽组织 granulation tissue
由新生的毛细血管和成纤维细胞组成的幼稚的结缔组织。肉眼呈鲜红颗粒状、柔软湿润。烧伤创面肉芽组织常于伤后第一周内即可见到,具有一定的抗感染能力,表面常有细菌定植。伴有严重异常代谢的脓毒症患者会出现肉芽组织延迟生长的现象。

01.107 痂上定殖 supraeschar colonization
烧伤后的最早期,细菌在烧伤创面表面的生长繁殖。

01.108 滤泡内定殖 intrafollicular colonization
细菌先在痂上生长繁殖,之后深入遭受破坏的毛囊陷窝内继续生长繁殖。

01.109 痂内定殖 intraeschar colonization
烧伤较深时,细菌很容易穿透真皮内凝固的胶原,侵犯邻近坏死的皮下组织,侵入脂肪细胞间隙内。

01.110 多器官功能障碍综合征 multiple organ dysfunction syndrome, MODS
机体遭受严重创伤(包括烧伤、大型外科手术)、休克和感染24h后,同时或连续出现2个或2个以上的系统或器官功能不全,以致在没有外界帮助下不能维持内环境稳定的临床综合征。临床除有器官功能障碍或衰竭外,还具有来势凶猛、死亡率高及高动力循环、高代谢等特点。

01.111 多器官功能衰竭 multiple organ failure, MOF
多器官功能障碍综合征的终末状态。此时机体系统或器官的功能损害达到衰竭的程度。

01.112 原发型多器官功能障碍综合征 rapid single-phase multiple organ dysfunction syndrome
曾称"单相速发型多器官功能障碍综合征"。由损伤直接引起的,可以是2个以上的器官功能障碍(如多发性损伤),或直接引起一个器官功能障碍,进一步导致其他器官功能障碍(如挤压伤引起肾衰竭,又引起尿毒症性消化道功能障碍),在伤后或休克后短时期内发生的综合征。

01.113 继发型多器官功能障碍综合征 delayed two-phase multiple organ dysfunction syndrome
曾称"双相迟发型多器官功能障碍综合征"。不直接由损伤引起,而是继发于脓毒症,患者在伤后经过治疗多已进入稳定期,又受到二次打击后发生的多器官功能障碍综合征。二次打击可以是手术、失液、感染等，其中最常见的是感染。

01.114　二次打击　two-hit phenomenon
严重烧伤时，第一次打击为烧伤及烧伤引发的低血容量性休克及内源性内毒素血症引起的早期炎症反应；此后若病情平稳，则炎症反应逐渐消退，损伤组织得以修复，但若再次出现致伤因素的打击（如失活组织存留、继发严重感染等），即使打击强度不及第一次，但此次打击所引起的炎症和应激反应有放大效应，使处于激发状态的炎症细胞超量释放炎症介质，引起更为剧烈的炎症反应。这种失控的炎症反应不断发展则会引起组织细胞损伤和器官障碍。

01.03　烧伤的临床过程

01.115　烧伤体液渗出期　burn humoral exudative period
烧伤后立即开始的体液丧失过程。体液丧失速度及持续时间因烧伤严重程度而异，一般在伤后 6~12h 内最快；在伤后 24~36h 渗出逐渐减少而停止，严重烧伤时可延至 48h 以上。临床上此期一般与休克期重叠。主要原因是烧伤后皮肤屏障功能丧失和毛细血管通透性增加。

01.116　渗透压　osmotic pressure
驱使溶质分子渗透转移的力量。取决于单位溶液中的溶质微粒数。

01.117　胶体渗透压　colloid osmotic pressure
血浆中的蛋白质（包括白蛋白、球蛋白、纤维蛋白原）所形成的渗透压。其中最主要的是白蛋白。对维持血管内外的水平衡起重要作用。

01.118　晶体渗透压　crystalloid osmotic pressure
血浆中的小分子物质（主要是氯化钠，其次是碳酸氢钠、葡萄糖、尿素、氨基酸等）形成的渗透压。晶体物质比较容易通过毛细血管壁，因此血液与组织液中的晶体物质的种类和浓度基本相等，即毛细血管内外具有基本相同的晶体渗透压。

01.119　烧伤休克期　burn shock stage
大面积烧伤后，由于体液渗出引起有效循环血量不足并导致低血容量性休克的时期。往往与体液渗出期重叠，持续时间也与渗出的持续时间相近，一般 36~48h 血流动力才逐渐趋于稳定。

01.120　烧伤水肿　burn edema
烧伤区及其周围或深层组织内皮细胞损伤以致毛细血管扩张和通透性增加，大量血浆样液体自血液循环渗入组织间隙形成的水肿。水肿也可不同程度地见于身体未烧伤部位及内脏。烧伤深度、烧伤部位与组织结构不同，水肿程度也不同。

01.121　烧伤水肿回吸收期　reabsorption period of burn edema
体液渗出期后，毛细血管的张力和通透性逐渐恢复，渗出到组织间的体液和电解质开始回收，水肿逐渐消退，尿量增加的时期。

01.122　微循环障碍　microcirculation dysfunction
在体内外致病因子作用下，引起的局部或全身微循环异常。组织灌注不足而影响组织细胞的生理功能，是许多基本病理过程的基础。主要由微血管异常、微血流异常及血管通透性异常等因素造成。

01.123 抗利尿激素 antidiuretic hormone, ADH

又称"血管升压素"。由下丘脑的视上核和室旁核的神经细胞分泌的九肽激素。经下丘脑-垂体束到达神经垂体后叶释放出来。其主要作用是提高远曲小管和集合管对水的通透性，促进水的吸收，是尿液浓缩和稀释的关键性调节激素。此外，该激素还能增强内髓部集合管对尿素的通透性。

01.124 醛固酮 aldosterone

调节肾脏对钠的再吸收功能，以及血容量和细胞外液容量的一种激素。

01.125 烧伤急性感染期 burn acute infection period

烧伤后即发生的局部和/或全身急性感染的时期。急性感染来源一般为创面，时间一般为伤后1~2周内，此时创面肉芽屏障未形成，全身系统器官尚未从严重休克打击中完全调整和恢复过来，故烧伤越重，感染发生越早、越严重、病程越长，全身性感染发生率越高。

01.126 烧伤后污染 postburn contamination

烧伤后创面的污染。主要来源一般为伤后的污染，包括接触污染和伤员本身呼吸道、消化道细菌的污染等。其中以接触污染为多，其次是残留在残存毛囊、皮脂腺和周围健康皮肤皱褶中的细菌。

01.127 固有免疫 innate immunity

又称"先天免疫""天然免疫（natural immunity）"。出生后即有的、不需经过外来或潜在病理性抗原刺激的、可抵抗病原微生物感染的快速反应机制。包括物理和化学屏障、吞噬细胞、体液蛋白、细胞因子等。

01.128 适应性免疫 specific immunity

又称"获得性免疫（acquired immunity）"。经后天感染或人工预防接种而使机体获得的抵抗感染的能力。在抗感染免疫中有重要作用。主要的免疫效应细胞有B细胞和T细胞、浆细胞、巨噬细胞、树突状细胞等。

01.129 体液免疫 humoral immunity

以浆细胞产生抗体来达到防御目的的免疫机制。负责体液免疫的细胞是B细胞。体液免疫的抗原多为相对分子质量在10 000以上的蛋白质和多糖大分子。病毒颗粒和细菌表面都带有不同的抗原，能引起体液免疫。

01.130 细胞介导免疫应答 cell-mediated immune response, CMI

T细胞受到抗原刺激后，增殖、分化、转化为致敏T细胞（也称效应T细胞），当相同抗原再次进入机体的细胞中时，致敏T细胞起到对抗原的直接杀伤作用及致敏T细胞所释放的细胞因子的协同杀伤作用。

01.131 烧伤创面修复期 healing period of burn wound

烧伤创面于伤后不久即开始的修复过程。不发生感染的浅Ⅱ度烧伤在1~2周内痂下愈合；无严重感染的深Ⅱ度烧伤尚可依赖残存的表皮祖细胞的增生和扩展自行愈合；发生严重感染的深Ⅱ度创面（因毛囊部位的表皮祖细胞被破坏殆尽）以及Ⅲ度烧伤创面，脱痂后即形成肉芽组织，若创面较大，需植皮方能愈合。

01.132 烧伤康复期 burn rehabilitation period

从烧伤开始就已启动的烧伤康复过程。康复期长短因具体情况而异，主要包括深度烧伤创面愈合后瘢痕增生及锻炼、理疗、体疗、手术整形的过程；内脏器官功能障碍恢复的过程；植皮愈合后因丧失汗腺以致机体调节体温的功能紊乱，一般需2~3年的适应过程。此外还包括患者因严重烧伤打击或毁容毁形等产生的心理、精神异常所需的康复时间。

01.133 功能康复 functional rehabilitation
通过非手术治疗和必要的整形手术,使患者能生活自理,能参加力所能及的工作的过程。从而使其能自食其力,有益于社会。烧伤后遗留的众多问题中,功能康复居第一位,是康复治疗的重中之重。

01.134 容貌康复 appearance rehabilitation
对缺损的颜面部外观修复和功能重建。烧伤毁容会给患者带来严重的精神负担,只重功能、不重容貌,不能称其为满意的康复,只有容貌改善,才能帮助患者走向社会。

01.135 体能康复 physical power rehabilitation
烧伤后需加强的力量与耐力的训练。恢复体能才能达到功能改善的目的,从而提高生活质量。

01.136 社会康复 social rehabilitation
残疾人全面康复的组成部分。是从社会的角度推进医疗康复、教育康复、职业康复等工作,动员社会各界、各种力量,为残疾人的生活、学习、工作和社会活动创造良好的社会环境,使他们能够平等参与社会生活并充分发挥个体的潜能,自强自立,享有与健全人同样的权利和尊严,并为社会履行职责,做出贡献。

01.137 组织修复 tissue repair
对于各种有害刺激物、致伤因素、致病因素造成细胞和组织损伤后所发生的组织缺损、功能障碍等,机体有很强的修补恢复能力,最终使组织的连续性得以维持,结构和功能有不同程度的恢复。

01.138 肉芽创面 granulation wound
深度烧伤后成纤维细胞被激活,分泌胶原、纤维连接蛋白等细胞外基质,胶原沉积在开放的烧伤创面,与新生毛细血管一起形成的肉芽组织。其形成一般需要 3~4 周时间,形成后起到一定的创面屏障作用,细菌从创面入侵的机会较早期创面减少。根据创面的不同情况,将肉芽创面分为 3 期:Ⅰ 期创面为脱痂后 1 周以内的创面;Ⅱ 期创面为脱痂后 1~2 周的创面;Ⅲ 期创面为脱痂后 2 周以上的创面。

01.139 创面收缩 wound contraction
创伤的愈合过程中,伤口边缘的整层皮肤向伤口中心移动,伤口逐渐收缩变小的过程。

01.04 烧伤免疫

01.140 皮肤免疫系统 skin immune system, SIS
由角质形成细胞、组织巨噬细胞、朗格汉斯细胞、树突状细胞、表皮内淋巴细胞、肥大细胞、内皮细胞和 T 细胞等细胞成分,以及抗体、补体、防御素、细胞因子和神经多肽等体液成分组成的免疫系统。

01.141 烧伤后免疫功能紊乱 postburn immune dysfunction, PID
烧伤后由于大量组织坏死、应激、休克、感染和营养缺乏等,与后续各种治疗因素共同作用改变机体免疫细胞和免疫分子所处微环境造成的免疫功能紊乱。是烧伤后引发严重感染、多器官功能障碍及死亡的重要原因。

01.142 失控性炎症反应 uncontrolled in-

flammatory response
烧伤后炎症介质产生过多和抗炎介质相对不足导致的炎症反应过度。

01.143 代偿性抗炎症反应综合征 compensatory anti-inflammatory response syndrome, CARS
感染或创伤时由于内源性抗炎症介质过量释放，导致机体产生可引起免疫功能降低和对感染易感性增加的内源性抗炎症反应。

01.144 失代偿性炎症反应综合征 mixed antagonist response syndrome, MARS
又称"混合性拮抗反应综合征"。当代偿性抗炎症反应综合征与脓毒症并存，同时固有免疫功能下降，循环血中出现大量失控的炎症介质，淋巴细胞和树突状细胞凋亡，最终形成对机体损伤更强的免疫失衡，它们间构成了一个具有交叉作用、相互影响的复杂网络，彼此间作用相互加强，最终形成对机体损伤更强的免疫失衡综合征。

01.145 烧伤后固有免疫功能亢进 postburn hyperimmune response of innate immunity
烧伤后由于巨噬细胞活化产生大量炎症因子，以及抗炎细胞因子相对不足、抗原提呈功能低下、补体活化等因素使烧伤后固有免疫应答表现为炎性反应过度，伴随吞噬细胞吞噬和杀菌功能降低的现象。

01.146 烧伤后适应性免疫功能低下 postburn hypoimmune response of adaptive immunity
严重烧伤后由于C5a产生过度，以致吞噬细胞吞噬、杀菌功能低下造成的免疫球蛋白分泌合成减少和细胞介导的免疫抑制。

01.147 感染易感性 infection susceptibility
机体对病原微生物或其产生的毒素容易感染的特性。

01.148 [同种]异基因皮肤移植物存活时间延长 prolonged survival of skin allograft
由于烧伤适应性免疫功能低下可以推迟机体对异基因皮肤移植的排斥反应，从而使异基因皮肤移植存活时间延长的现象。

01.149 迟发型超敏反应无反应性 delayed-type hypersensitivity anergy
烧伤后机体对由特异性致敏T细胞介导的细胞免疫的无应答现象。

01.150 变性蛋白质 denatured protein
某些物理和化学因素作用下特定的空间构象被改变，从而导致其理化性质改变和生物活性丧失的蛋白质。其最显著的变化是蛋白质的溶解度降低，甚至互相团聚，发生凝结而形成不可逆的凝胶。

01.151 细胞内组分 intracellular component
构成细胞内部结构的组成成分。包括内质网、高尔基体、线粒体、细胞骨架、细胞核以及酶和蛋白质等。

01.152 细菌组分 bacterial component
构成细菌结构的化学成分。如革兰氏阳性菌的肽聚糖、磷壁酸，革兰氏阴性菌的脂多糖、脂质双层、脂蛋白等。

01.153 免疫营养素 immune nutrient
能以特定方式刺激细胞，增强其免疫应答功能并能潜在提高治疗效果的物质。如谷氨酰胺等，这些营养素对免疫系统有影响。

01.154 免疫微环境异常 immune microenvironmental abnormality
严重烧伤后大量组织坏死、应激、休克、感染和营养素缺乏等反应，与后续各种治疗因素共同作用改变了机体免疫细胞和免疫分子所处的微环境，导致的免疫微环境的异常状态。

01.155　烧伤后血清蛋白异常带　abnormal protein band in burn serum
烧伤后血清蛋白产生的有别于正常血清蛋白的电泳条带。正常血清蛋白电泳后可以很好地分为清蛋白、$α_1$-球蛋白、$α_2$-球蛋白、$β$-球蛋白、$γ$-球蛋白5个区带。

01.156　急性期反应　acute phase reaction
感染、炎症、组织损伤等原因引起应激时，血浆中某些蛋白质浓度迅速增高的现象。

01.157　急性期蛋白　acute phase protein
急性期反应中血清中发生改变的蛋白成分。分为两类：①增多的正性急性期反应蛋白，如C反应蛋白、血清淀粉样A蛋白、结合珠蛋白等；②负性急性期反应蛋白，如白蛋白、前白蛋白及运铁蛋白。

01.158　血清免疫抑制因子　serum immunosuppressive factor
血清中含有的对免疫功能起抑制作用的细胞因子。如触珠蛋白、$α_1$-酸性糖蛋白、NO、前列腺素E_2等。

01.159　免疫刺激细胞因子　immunostimulating cytokine
由免疫细胞（单核巨噬细胞、T细胞、B细胞、NK细胞）和某些非免疫细胞（如血管内皮细胞、成纤维细胞等）产生的一类能够调节动物免疫系统并激活免疫功能，增强机体对细菌和病毒等传染性病原体抵抗力的免疫活性因子。如IL-2。

01.160　免疫抑制细胞因子　immunosuppressive cytokine
由免疫细胞（单核巨噬细胞、T细胞、B细胞、NK细胞）和某些非免疫细胞（如血管内皮细胞、成纤维细胞等）产生的一类对免疫功能起抑制作用的免疫活性因子。如IL-10。

01.161　辅助性T细胞亚群偏移　T helper cell subset polarization
又称"辅助性T细胞亚群漂移"。辅助性T细胞分为Th1、Th2两种亚群，正常情况下通过分泌不同的细胞因子相互拮抗来达到Th1/Th2细胞的平衡，烧伤后细胞介导免疫力低下，Th1亚群向Th2亚群偏移的现象。Th1/Th2偏移将导致异常的免疫反应。

01.162　巨噬细胞活化　macrophage activation
烧伤后早期巨噬细胞胞内信号途径明显激活，其跨膜信号系统处于持续活化的状态。可产生过量炎症细胞因子和免疫抑制因子，引起炎症反应亢进和细胞免疫抑制。是导致烧伤后免疫功能紊乱的重要始动因素。

01.163　T[淋巴]细胞抑制　T lymphocyte suppression
烧伤后T细胞跨膜信号系统长期处于受抑制的状态。是构成T细胞增殖反应和分泌Th1型细胞因子受抑制、Th2型细胞因子增多的分子基础。

01.164　创面炎症介质　wound inflammatory mediator reservoir
创伤后的失控性炎症反应涉及的上百种细胞因子和炎症介质。它们相互作用、相互拮抗，形成的强大的创面炎症介质网络。

01.165　皮肤烧伤毒素　cutaneous burn toxin, CBT
烧伤后由组织产生的具有很强免疫抑制作用的一种大分子的脂蛋白复合物。

01.166　细菌脱氧核糖核酸释放　bacterial

DNA release
细菌脱氧核糖核酸释放后刺激酶复合物，激活细胞核因子 NF-κB，继而激活巨噬细胞攻击入侵的细菌的现象。是脓毒症的主要启动因子。

01.167　相对肾上腺皮质功能不全　relative adrenal insufficiency, RAI
严重感染及感染性休克时，部分患者存在的对促肾上腺皮质激素反应迟钝，并对儿茶酚胺类的升压药敏感性下降的现象。可加重感染性休克时血流动力学障碍。

01.168　免疫调节剂　immunomodulator
能够调节免疫系统，对机体的免疫反应具有激活作用或抑制作用的物质。包括免疫刺激剂和免疫抑制剂。

01.169　免疫刺激剂　immunologic stimulant
可增强机体对细菌和病毒等传染性病原体抵抗力的物质。如胸腺肽、布洛芬、西米替汀、强化胰岛素、粒细胞集落刺激因子等。

01.170　免疫抑制剂　immunosuppressant
一类通过抑制细胞及体液免疫反应，而使组织损伤得以减轻的化学或生物物质。其具有免疫抑制作用，可抑制机体异常的免疫反应，目前广泛应用于器官移植抗排斥反应和自身免疫性疾病的治疗。

01.171　移植免疫　transplantation immunity
在进行组织或器官移植时，由于供体与受体的组织相容性抗原不一致，受体与移植物之间发生的免疫应答。包括移植排斥反应和移植物抗宿主反应。以细胞免疫为主。

01.172　同种异型排斥[反应]　allotype rejection
当移植物来自同种但遗传基因型有差异的另一个体时，由于人白细胞抗原型别差异所引起的宿主抗移植物反应和移植物抗宿主反应。

02.　烧伤早期处理与营养代谢

02.01　烧伤早期处理

02.001　烧伤早期处理　initial management of burn, general immediately care
主要指烧伤现场急救、后送方式和时机，急症、全身和局部救治的处理方法。正确选择有关处理方法可减轻损伤程度，降低并发症的发生率和死亡率。

02.002　烧伤急救　first aid of burn
主要包括伤员受伤后应迅速脱离致热源以减少损伤面积和深度，同时进行必要的紧急救护措施。

02.003　烧伤[致伤]原因　etiological factors of burn
引起烧伤的原因。可概括为热力、化学物质、电流及放射线四类。由其引起的损伤分别称为热烧伤、化学烧伤、电烧伤和放射烧伤。其中最多见者为热烧伤。在热烧伤中，以沸水最多，其他依次为火焰、燃烧的煤和汽油、沸液、蒸汽等。

02.004　心脏按压　cardiac compression
用人工方法替代心脏的自然收缩，以达到维

持循环目的的急救方法。是心肺复苏术的重要方法之一。临床通常采用胸外心脏按压法和胸内心脏按压法 2 种。

02.005　人工呼吸　artificial respiration
自主呼吸停止后，用人工辅助法进行通气，以维持生命需要的急救方法。有徒手法和器械法两类，徒手人工呼吸较有效的方法是口对口法；器械人工呼吸是通过气管内插管，连接呼吸器来完成。

02.006　复合伤　combined injury
2 种以上致伤因素所致的损伤。如放射损伤复合烧伤（放烧复合伤）、烧伤复合冲击伤（烧冲复合伤）等。通常将主要伤情放在首位。

02.007　环甲膜切开术　cricothyroidotomy, cricothyroid membrane laryngotomy
伤员发生窒息的紧急情况下的一种紧急抢救措施。手术时使伤员头后仰，摸清甲状软骨和环状软骨间的凹陷处，一手夹持固定该部位气管和环状软骨上缘，用尖刀横行切开皮肤、皮下组织和环甲膜，并立即以刀柄撑开切口，解除呼吸困难，随即插入气管套管或较硬的橡皮管，保持呼吸通畅。此法只能作为紧急抢救的临时措施，不能长期代替气管切开。

02.008　环甲膜穿刺　thyrocricoid puncture, cricothyroid membrane puncture
用穿刺针经皮垂直刺过位于甲状软骨与环状软骨之间的环甲膜直至气管腔的技术。适用于清醒插管前施行气管黏膜表面麻醉，或作为严重喉痉挛抢救的紧急措施。

02.009　气管切开术　tracheotomy
用于解除喉阻塞和下呼吸道分泌物滞留引起的呼吸衰竭等症状的一种急救手术。主要适用于咽部阻塞有呼吸困难者，以及喉阻塞、各种原因导致的下呼吸道分泌物滞留者。作为下颌、口腔、咽、喉部大手术的前置手术，分为常规气管切开术、紧急气管切开术、快速气管切开术、环甲膜切开术和永久性气管切开术。

02.010　保持气道通畅　keep airway unobstructed
施行人工呼吸前需清除口咽部分泌物、呕吐物及异物以使呼吸道保持通畅的方法。具体为：保持头部后仰，使气道平直，并抬高下颌或向上方托举下颌角，以防舌根后坠压迫咽后壁而阻塞气道。

02.011　冷疗　cold water treatment
烧伤后立即用 5~20℃的冷水对创面进行淋洗、浸泡或冷敷，以减轻疼痛，阻止热力继续损害及减少渗出的治疗方法。一般为冷疗停止后创面不再疼痛为止，多需 0.5~1h 或以上，适用于中小面积烧伤。

02.012　冷疗敷料　cold dressing
一种用于冷疗的敷料。这种敷料涂有一种含 93%水分的特殊凝胶，用于烧伤创面后，因水分蒸发而使创面很快冷却，冷却效果可以持续 8h，可为伤区提供一恒定、合适的温度，使用前无需预冷，随时可用。使用该敷料可防止热扩散至深部组织，还可减轻创面疼痛，减少体液丢失。

02.013　流水冲洗　running-water rinsing
将烧伤创面用自来水等持续淋洗以达到清洁创面、阻止热力继续损害及减少渗出目的的冷疗方法。为常用的冷疗方法，适用于中小面积烧伤。

02.014　烧伤创面保护　burn wound protection
在现场急救时，创面经过灭火及冷疗后可采用敷料等进行包扎，或用身边材料如清洁的被单、衣服等加以保护，以防止再污染及再损伤而加深创面的治疗方法。烧伤创面保护过程中不在创面上涂有色药物、不去除Ⅱ度创面的腐皮。

02.015 镇痛药 analgesic
一种能提高痛阈，在患者意识清楚和主动活动正常的情况下使其对疼痛的感觉减轻或消失的药物。按其作用强度可分为两类。一类为弱镇痛药，具有轻度镇痛效能，并有解热、抗炎效能。另一类为强镇痛药，具有强烈的镇痛效能，无解热、抗炎性能，是麻醉中重要的辅助用药。主要作用于中枢神经系统，即麻醉性镇痛药，如吗啡和吗啡类药物。

02.016 镇静药 sedative
使大脑皮质轻度抑制，可减轻中枢神经兴奋性，缓和激动，消除躁动，恢复安静情绪的药物。在药物镇静过程中患者意识清楚。

02.017 催眠药 hypnotic
抑制大脑皮质，减轻中枢神经兴奋性，促进和维持近似生理睡眠的药物。

02.018 镇静催眠药 sedative hypnotic
在较小剂量时起镇静作用，在较大剂量时起催眠作用的药物。镇静药和催眠药之间有明显的量变和质变的关系。

02.019 开放静脉通道 establish the vein passage
又称"建立静脉通道"。采用穿刺、置管、切开等方法使外周或中心静脉开放，以方便直接向静脉输注药物、液体的治疗措施。

02.020 静脉穿刺 venipuncture, venepuncture
通过静脉进入人体的治疗方法。临床上常用于采集血液标本及静脉给药。常用的静脉为头静脉、贵要静脉和正中静脉；但在特殊情况下，全身任何静脉均可做穿刺，如股静脉、锁骨上静脉、颈外静脉等。

02.021 静脉留置导管[术] peripheral venous catheter
又称"外周静脉置管[术]"。即将导管穿刺置入机体的外周静脉内，建立临时性血管通路的方法。操作简便、易于掌握，置入后即可使用，置入的导管可保留数小时或数天。

02.022 静脉切开 venotomy
切开静脉壁，置入导管供输液及急救治疗用的治疗方法。因严重脱水、出血、休克或其他危急情况下需快速静脉输液、输血，而静脉穿刺失败时采用。人体浅表静脉均可切开。但以内踝前大隐静脉最常用，其次为大腿根部大隐静脉。

02.023 分段补液 stage infusion
对于运送途中需要补液，但又没有条件进行全程、系统的观察时，可将患者需要的液体分成几组，在短时间内输入一定量的液体后继续后送，到下一个医疗点后再继续补充的后送中补液方法。

02.024 补液监测 infusion monitoring
补液治疗中对患者循环功能、呼吸功能、生命体征、器官功能等进行的严密观测。包括有创和无创的监测手段，以及实验室辅助检查等。

02.025 简单清创 simple debridement
又称"简易清创"。采用水冲洗为主，对烧伤创面及其周围的健康皮肤进行清洁处理，以减轻创面污染程度的治疗方法。有利于创面愈合。浅Ⅱ度水疱除已污染者外一般不移除，通常不用麻醉，必要时可给予镇痛剂，并不要求也不可能达到创面无菌。

02.026 环形深度烧伤 circumferential deep burn
发生于四肢、颈部或躯干，呈环形分布的深Ⅱ度、Ⅲ度烧伤创面。环形焦痂容易束缚肢体,影响淋巴和静脉回流,进而影响动脉血供,出现压迫症状或引起呼吸困难,需立即行切开减张术。

02.027 环形焦痂切开减张 escharotomy of circumferential deep burn for tension relief

由于烧伤皮肤丧失弹性,因此在肢体、颈部、躯干形成的环状深度烧伤焦痂会起束缚作用,导致压迫症状;切开减张时切口长度应贯穿深度烧伤的全长,深度以达到正常软组织为准,通常须切至深筋膜平面,如深筋膜下张力大,亦应将其切开的方法。

02.028 成批烧伤 massive burn casualties

同时烧伤人数超过 10 名,或严重烧伤人数超过 5 名的烧伤。特点:伤员多、病情较重;突然发生、抢救任务重;抢救伤员的人力物力超越日常治疗能力和限度,需要超常动员、组织,以充分发挥有限的人力物力,以适应急救需要;患者在早期常得不到满意的治疗,休克发生率和交叉感染发生率较高。由于消耗药品、敷料、医护人员多,往往需要卫生行政部门负责组织协调,对病员进行分流、支援等。对成批烧伤,应由有经验的医护人员马上进行病情分类,立即抢救危重患者,统一指挥,使轻、重患者均能得到及时的治疗。

02.029 烧伤患者转运 burn patient transportation

在经过初步急救后,将烧伤患者由事故现场、初级救治机构转送专门救治机构的过程。转运工具、时机和途中救治的选择对伤员的后继治疗和转归非常重要。

02.030 分类救治 remedy classification

在接诊成批烧伤患者后,根据烧伤严重程度的分类标准,将患者区分为轻、中、重度烧伤;轻度烧伤患者送清创处理室行清创包扎处理,中度烧伤患者送病房住院处理,重度烧伤患者送急救室抢救的方法。

02.02 烧伤营养代谢

02.031 烧伤后高代谢反应 hypermetabolism postburn

烧伤后机体发生以组织蛋白分解、能量消耗增加、代谢率升高为主的全身反应。是烧伤后应激、炎症反应的重要组成部分。

02.032 分解代谢 catabolism

机体储存的营养物质如糖类、脂类、蛋白质等,通过生化反应降解成结构简单产物的代谢过程,包括营养物质降解和释能反应。

02.033 合成代谢 anabolism

机体从小的前体或构件分子合成较大的生物分子的代谢过程。包括细胞组分的生物合成和需能反应。

02.034 糖异生 gluconeogenesis

由一些非糖前体物质如乳酸、甘油、生糖氨基酸等转变为葡萄糖或糖原的过程。

02.035 脂肪动员 fat mobilization

在病理或饥饿条件下,储存在脂肪细胞中的脂肪被脂肪酶逐步水解为游离脂酸及甘油并释放入血以供其他组织氧化利用的过程。

02.036 蛋白酶解 proteolysis

通过蛋白酶、肽酶水解,将蛋白质分解为肽类、氨基酸的过程。

02.037 基础能量消耗 basal energy expenditure

机体在清醒、安静情况下,不受精神紧张、肌肉活动、食物和环境温度等因素影响时的能量消耗。通常是静卧过夜,清醒未入睡,环境温度 18~25℃,清晨空腹,餐后 12h 以上等情况下测定。

02.038　基础代谢率　basal metabolic rate
以单位时间、单位体表面积表示的基础能量消耗。一般以 $kJ/(m^2·h)$ 表示。

02.039　静息能量消耗　resting energy expenditure
环境温度 18~25℃,进食 2h 以上,平卧休息 30min 后所测定的能量消耗。

02.040　总能量消耗　total energy expenditure
包括机体基础能量消耗、食物生热作用和活动能量消耗等的能量消耗总和。

02.041　非蛋白热量　non-protein calorie
由糖及脂类所提供的热量。

02.042　氮平衡　nitrogen balance
机体氮摄入量等于排出量的平衡状态。

02.043　总氮平衡　total nitrogen balance
机体摄入总氮量等于排出总氮量。表明机体蛋白质合成与分解代谢处于动态平衡。

02.044　正氮平衡　positive nitrogen balance
机体摄入总氮量大于排出总氮量。表明机体蛋白质合成量大于分解量。

02.045　负氮平衡　negative nitrogen balance
机体摄入总氮量小于排出总氮量。表明机体蛋白质合成量小于分解量。

02.046　氢化可的松　cortisol
又称"皮质醇(hydrocortisone)"。机体在应激反应时由肾上腺皮质所产生的糖皮质激素。从孕酮生物合成,具有抗炎作用。

02.047　可的松　cortisone
学名:11-脱氢-17-羟皮质酮。由皮质醇分子 C-11 上的羟基氧化为酮基而得的一种糖皮质素。给药后在体内转变为氢化可的松而发挥其强抗炎性。

02.048　胰岛素　insulin
由胰岛 B 细胞合成、分泌的肽类激素。由 A、B 链组成,共含有 51 个氨基酸残基。能促进葡萄糖进入细胞被氧化利用提供能量或以糖原的形式储存起来(特别是在肝脏和骨骼肌),对蛋白质及脂质代谢有促进作用。

02.049　胰高血糖素　glucagon
由胰岛 A 细胞合成和分泌的一种促进能量动员的激素。作用于肝脏使肝糖原分解,促进氨基酸在肝内经糖原异生而转变为葡萄糖,使血糖浓度升高。还作用于脂肪组织,促进脂肪分解和脂肪酸的释放,使血脂肪酸的水平增高。用于注射治疗严重低血糖症。

02.050　儿茶酚胺　catecholamine
含有一个儿茶酚基(邻苯二酚基)的胺类物质。包括去甲肾上腺素、肾上腺素和多巴胺。主要生理作用是兴奋血管、心肌,由于三者作用有一定差异,临床上常分别应用。

02.051　肾上腺素　adrenaline, epinephrine
由肾上腺髓质分泌的一种儿茶酚胺类激素。由去甲肾上腺素经甲基化形成。可兴奋 α、β 受体,收缩心肌、血管,加快心率,升高血压,舒张冠状血管、骨骼肌,松弛支气管、胃肠道平滑肌。

02.052　胰岛素抵抗　insulin resistance
机体对胰岛素反应性降低,致使胰岛素不能发挥正常刺激组织细胞对葡萄糖摄取和利用的功能,发生单位胰岛素功能下降的现象。

02.053 直接测热法 direct calorimetry
直接测定单位时间内机体向外界散发热量的方法。被测者置于一特制隔热装置中，收集在一定时间内以辐射、传导、对流及蒸发方式所发散的总热量。

02.054 间接测热法 indirect calorimetry
测定机体能量需要量最常用的方法。测算单位时间内机体的氧耗量、二氧化碳产生量和尿氮排量，以食物热价、食物氧热价、呼吸商间接计算出机体总能量消耗及各种能源物质消耗量。

02.055 必需氨基酸 essential amino acid
机体必不可少，而体内又不能合成，必须从食物中补充的氨基酸。对成人来讲必需氨基酸共有 8 种：赖氨酸、色氨酸、苯丙氨酸、蛋氨酸、苏氨酸、异亮氨酸、亮氨酸、缬氨酸。

02.056 支链氨基酸 branched-chain amino acid
具有分支碳链的非极性脂肪族氨基酸。包括 L-缬氨酸、L-亮氨酸、L-异亮氨酸，属于必需氨基酸，分别是生酮、生糖和生酮兼生糖氨基酸，主要在骨骼肌代谢。

02.057 必需脂肪酸 essential fatty acid
维持机体生命活动所必需，但体内不能合成或合成速度不能满足需要而必须从食物中补充的脂肪酸。主要包括 ω-3 脂肪酸中的亚麻酸和 ω-6 脂肪酸中的亚油酸。

02.058 非必需脂肪酸 non-essential fatty acid
机体可以自行合成，不必依靠食物供给的脂肪酸。包括饱和脂肪酸和一些单不饱和脂肪酸。

02.059 饱和脂肪酸 saturated fatty acid
在碳链中不含有双键的脂肪酸。

02.060 不饱和脂肪酸 unsaturated fatty acid
在碳链中含有双键的脂肪酸。

02.061 单不饱和脂肪酸 monounsaturated fatty acid
在碳链中仅含有 1 个双键的脂肪酸。

02.062 多不饱和脂肪酸 polyunsaturated fatty acid
在碳链中含有 2 个或 2 个以上双键的脂肪酸。

02.063 长链脂肪酸 long-chain fatty acid
碳链中含有 12 个以上碳原子的脂肪酸。

02.064 中链脂肪酸 medium-chain fatty acid
碳链中含有 6~12 个碳原子的脂肪酸。

02.065 短链脂肪酸 short-chain fatty acid
碳链中含有 6 个以下碳原子的脂肪酸。

02.066 脂蛋白 lipoprotein
脂类与蛋白质结合形成的复合物。主要由蛋白质、甘油三酯、磷脂、胆固醇及其他酯类组成，用电泳、超速离心法可分为乳糜微粒（CM）、极低密度脂蛋白（VLDL）、低密度脂蛋白（LDL）、高密度脂蛋白（HDL），功能是转运甘油三酯、胆固醇。

02.067 磷脂 phospholipid, phosphatide
含磷酸的脂类。分甘油磷脂和鞘磷脂两类。构成生物膜（细胞膜、线粒体膜等）成分，磷脂酰肌醇是第二信使前体，脑和心肌含缩醛磷脂，神经髓鞘含神经鞘磷脂和卵磷脂。

02.068 微量元素 trace element
占机体总重量 0.01% 以下的元素。如铁、锌、碘、铜、锰、铬、硒、钼、钴、氟等。

02.069　肠内营养　enteral nutrition
经胃肠道提供机体代谢需要的各种营养素的营养支持疗法。

02.070　肠外营养　parenteral nutrition
从静脉内供给机体代谢需要的各种营养素的营养支持疗法。

02.071　完全肠外营养　total parenteral nutrition
又称"人工胃肠（artificial gastrointestinal）"。通过消化道以外的途径，从静脉供给患者所需的全部营养物质的技术。在不进食的情况下，使机体得到正常的生长发育，维持良好的营养状态、正氮平衡、伤口愈合和体重增加。主要用于不能从胃肠道吸收营养、大剂量化疗、放疗与骨髓移植、中度或重度急性胰腺炎、胃肠功能障碍引起的营养不良、重度分解代谢的患者。

02.072　中心静脉营养　central venous nutrition
从中心静脉输注营养素的方法。适合于无法从肠胃道、周边静脉途径供应足够营养素者。

02.073　周围静脉营养　peripheral parenteral nutrition, PPN
通过外周静脉供给营养物质的方法。如由外周静脉、肠胃途径不能满足营养需求，则可经周围静脉做中心静脉插管以供应足够营养素。

02.074　中心静脉导管拔除意外综合征　central venous catheter removal distress syndrome
中心静脉导管拔除后发生的一些不明原因的心、肺及神经系统并发症。拔管前注意全身、心、肺、脑的水、电解质及营养素平衡，拔管时嘱患者平卧、屏住呼吸并夹闭管腔，拔管后平卧半小时。

02.075　要素饮食　elemental diet
又称"成分制剂"。由人工配制的、符合机体生理需要的各种营养素组成的无渣饮食。营养素含量齐全、比例适当、营养价值高，可不需消化或很少消化即能直接吸收。

02.076　免疫营养　immunonutrition
在一般肠内肠外营养基础上添加一些具有免疫调节功能的特殊营养素。如添加谷氨酰胺、精氨酸、ω-3 多不饱和脂肪酸、核苷、核苷酸等。

02.077　益生菌　probiotics
能调整宿主肠道菌群，改善其微生态平衡，提高宿主健康水平的活菌制剂。如乳酸杆菌、双歧杆菌、酵母菌等。

02.078　生态免疫营养　ecoimmunonutrition, ecological immune nutrient
在免疫营养支持治疗的基础上，增加以益生菌为主的生态制剂来增强营养支持的效果。利用肠道内有益菌群的生物拮抗作用减少致病菌的过度生长，改善其微生态平衡，最终达到维护肠道微生态及肠道屏障功能的营养支持疗法。

02.079　营养风险　nutritional risk
因营养因素导致临床结局受影响的风险。

02.080　营养风险筛查　nutritional risk screening
以欧洲临床营养与代谢学会（ESPEN）提出的营养风险筛查 2002（NRS2002）来判断患者是否需要营养支持的筛查方法。这是由体重指数、近 3 个月内体重变化、近 1 周内摄食减少状况、伤病严重程度、年龄是否≥

70 岁共 5 个指标构成。将营养不良及伤病状况各分 3 级，轻度 1 分、中度 2 分、重度 3 分，≥70 岁者加 1 分。总分≥3 分者则存在营养风险，应给予营养支持疗法。

03. 烧伤并发症

03.01　烧伤休克防治

03.001　休克　shock
机体在受到各种严重致病因素侵袭后所发生的以有效循环血量急剧减少、组织血液灌注量严重不足为特征，导致细胞缺氧以致各重要脏器功能代谢紊乱和结构损害的全身性病理生理变化及临床病程。

03.002　休克征　shock sign
休克患者的临床征象。主要有：表情烦躁或淡漠，皮肤湿冷、苍白或发绀，脉搏快而弱，收缩压<12kPa（90mmHg），脉压<2.67kPa（20mmHg），尿量减少（<30ml/h）甚至无尿，呼吸深快等。

03.003　休克指数　shock index
脉率与收缩压的比值。指数为 0.5 多表示无休克；大于 1.0~1.5 为有休克；大于 2.0 为严重休克。

03.004　血容量　blood volume
人体内血液的总量。即血浆量和血细胞量的总和。

03.005　低血容量性休克　hypovolemic shock
因烧伤、大量失血、失液等使有效血容量急剧减少引起的休克。

03.006　低动力型休克　hypodynamic shock, hypokinetic shock
又称"低排高阻型休克""冷休克"。表现为皮肤血管收缩使皮肤温度降低，总外周阻力增高及心输出量降低的休克。临床最为常见。低血容量性、心源性、创伤性和大多数感染性休克均属此类。

03.007　高动力型休克　hyperdynamic shock, hyperkinetic shock
又称"高排低阻型休克""暖休克"。表现为皮肤血管扩张使皮肤温度升高，总外周血管阻力降低及心输出量增高的休克。见于部分感染性休克。

03.008　微循环　microcirculation
微动脉和微静脉之间的血液循环。是循环系统的功能单位和体内重要的储血库。典型的微循环由微动脉、后微动脉、毛细血管前括约肌、真毛细血管、通血毛细血管、动-静脉吻合支和微静脉等部分组成。

03.009　弥散性血管内凝血　disseminated intravascular coagulation, DIC
在某些致病因素的作用下，凝血及纤溶系统被激活，导致广泛性微血栓形成，凝血因子被大量消耗并继发纤溶亢进，引起全身出血及微循环衰竭的临床综合征。

03.010　伊文思补液公式　Evans formula
一种补液公式。目前临床所采用的含有电解质与胶体的补液公式均是在该公式的基础上改良而成。公式计算方法为：成人每 1%

的Ⅱ度、Ⅲ度烧伤面积，每千克体重伤后第一个24h补充胶体和生理盐水各1ml，同时补给基础水分2000ml，估计量的一半于伤后8h内输入，另一半于伤后16h输入；伤后第二个24h胶体和生理盐水补给量为第一个24h输入量的一半，另补基础水分2000ml。该公式存在的明显不足是烧伤面积超过50%者，补液量仍按50%烧伤面积计算，不适合50%以上烧伤患者的休克期补液治疗。1952年由美国伊文思（Evans）提出。

03.011　布鲁克补液公式　Brooke formula
一种在伊文思补液公式基础上改良而成的补液公式。公式要求伤后第一个24h内，成人每1%的Ⅱ度、Ⅲ度烧伤面积，每千克体重补给乳酸钠林格液1.5ml，胶体0.5ml，水分2000ml；伤后第二个24h电解质溶液和胶体液减半，水分不变。此公式与伊文思补液公式明显的不同点是烧伤面积超过50%者，按实际烧伤面积计算输液量，并用乳酸钠林格液代替生理盐水，较符合生理需要。1953年由美国布鲁克（Brooke）医学中心外科研究所提出。

03.012　斯莱特补液公式　Slater formula
一种补液公式。该公式要求伤后第一个24h内，每千克体重输入新鲜冰冻血浆75ml，同时补给乳酸钠林格液2000ml。

03.013　克利夫兰补液公式　Cleveland formula
一种补液公式。该公式主张伤后第一个24h，每1%Ⅱ度、Ⅲ度烧伤面积，每千克体重补充含有50mmol/L碳酸氢钠的乳酸钠林格液4ml；伤后第二个24h根据尿量补充生理盐水，其中补液量的一半按每升加入1个单位的新鲜冰冻血浆输入，同时补充适量的5%葡萄糖溶液。由美国克利夫兰MetroHealth医疗中心提出。

03.014　德姆林补液公式　Demling formula
一种补液公式。该公式主张伤后8h内每千克体重每小时补充2ml低分子右旋糖酐盐溶液，后18h每千克体重每小时补充新鲜冰冻血浆0.5ml，同时输入乳酸钠林格液维持尿量30ml/h。

03.015　帕克兰补液公式　Parkland formula
一种补液公式。该公式主张在伤后第一个24h只补给电解质溶液，伤后第二个24h再补充血浆和水分。具体方法为：伤后第一个24h，每1%Ⅱ度、Ⅲ度烧伤面积，每千克体重补充乳酸钠林格液4ml，伤后8h输入总量的一半，后16h输入另外1/2；伤后第二个24h每1%Ⅱ度、Ⅲ度烧伤面积，每千克体重补给血浆0.3~0.5ml，并适量补充葡萄糖溶液。此公式比较适用于血浆供应困难的地区和成批烧伤早期现场救治。1968年由美国帕克兰医学中心的巴克斯特（Baxter）提出。

03.016　改良布鲁克补液公式　modified Brooke formula
又称"修正布鲁克补液公式"。一种补液公式。该公式要求伤后第一个24h成人每1%Ⅱ度、Ⅲ度烧伤面积，每千克体重补充乳酸钠林格溶液2ml（小儿3ml），其余同帕克兰补液公式。

03.017　高渗盐水补液公式　hypertonic saline formula
一种补液公式。该公式主张补充含250mmol/L钠离子、150mmol/L乳酸盐和100mmol/L氯离子的高渗盐水，每1%Ⅱ度、Ⅲ度烧伤面积，每千克体重补充3ml，第一个24h输入总量的2/3，第二个24h补充另外的1/3。1974年由美国莫纳福（Monafo）提出。

03.018　第三军医大学补液公式　Third Military Medical University formula
由中国人民解放军第三军医大学（现陆军军

医大学）提出的补液公式。公式要求伤后第一个 24h 内，成人每 1%Ⅱ度、Ⅲ度烧伤面积，每千克体重补充胶体 0.5ml，电解质溶液 1ml，基础水分 2000ml，伤后 8h 内补入估计量的一半，后 16h 补入另一半；伤后第二个 24h 电解质溶液和胶体液减半，基础水分不变。

03.019　南京补液公式　Nanjing formula
由中国人民解放军南京军区南京总医院（现东部战区总医院）提出的补液公式。该公式仅依据烧伤面积计算补液量，较适用于中青年烧伤患者，也适合战时急救及成批烧伤的救治。补液公式为：伤后第一个 24h 补液量（ml）=烧伤面积（1%Ⅱ度、Ⅲ度）×100±1000（体重轻者减 1000，重者加 1000），其中水分 2000ml，其余 1/3 为胶体，2/3 为电解质溶液，其他要求同第三军医大学补液公式。

03.020　瑞金医院补液公式　Ruijin hospital formula
由上海交通大学医学院附属瑞金医院提出的补液公式。公式要求伤后第一个 24h 成人每 1%Ⅱ度、Ⅲ度烧伤面积，每千克体重补充胶体和电解质溶液各 0.75ml，基础水分 3000~4000ml，伤后 8h 内补入估计量的一半，后 16h 补入另一半；伤后第二个 24h 电解质溶液和胶体液减半，基础水分不变。

03.021　304 医院补液公式　304th hospital formula
由中国人民解放军第三〇四医院（现中国人民解放军总医院第四医学中心）提出的补液公式。公式要求伤后第一个 24h 成人每 1%Ⅱ度、Ⅲ度烧伤面积，每千克体重补充胶体和电解质溶液各 0.9ml，基础水分 3000ml，伤后 8h 内补入估计量的一半，后 16h 补入另一半；伤后第二个 24h 每 1%烧伤面积，每千克体重补充胶体和电解质溶液各 0.7ml，基础水分不变。

03.022　延迟复苏　delayed resuscitation
因各种条件限制，患者伤后未得到及时有效的液体复苏，入院已存在休克，错过按一般公式补液的最佳时机，此时进行的液体复苏治疗。一般应在入院后 2~3h 内快速补充第一个 24h 输液总量的一半。

03.023　胶体溶液　colloid solution
烧伤休克期复苏的主要液体之一。包括全血、血浆、人血清白蛋白和血浆代用品。

03.024　全血　whole blood
将人体内血液采集到采血袋内所形成的混合物。包括血细胞和血浆的所有成分。

03.025　血浆　plasma
血液的液体部分。呈半透明、淡黄色黏稠状。

03.026　人血清白蛋白　human serum albumin, HSA
健康人血浆中的白蛋白。有补充白蛋白、提高胶体渗透压和扩充血容量等作用。

03.027　右旋糖酐　dextran
蔗糖经肠膜状明串珠菌发酵后生成的高分子葡萄糖聚合物。是常用的血容量扩充剂。中分子右旋糖酐作用较持久，低分子和小分子右旋糖酐改善微循环作用较好。

03.028　6%羟乙基淀粉　6% hetastarch, 6% hydroxyethyl starch
又称"706 代血浆"。玉米淀粉水解产物。血容量扩充剂，长期大量使用可损害机体免疫功能，现已少用。

03.029　羟乙基淀粉 200/0.5 氯化钠注射液　hydroxyethyl starch 200/0.5 and sodium chloride injection

德国研制的新一代羟乙基淀粉溶液。其扩容强度大，时间持久，效果平稳，安全性高，能够有效补充血容量，适用于各种血容量不足和休克的治疗。

03.030　羟乙基淀粉 130/0.4 氯化钠注射液　hydroxyethyl starch 130/0.4 and sodium chloride injection

德国研制的新一代羟乙基淀粉溶液。与羟乙基淀粉 200/0.5 氯化钠注射液相比安全性更高，可用于 0~2 岁的婴幼儿。

03.031　琥珀酰明胶　succinylated gelatin

牛胶原经水解和琥珀酰化而成的琥珀酰化明胶聚合物。扩容作用迅速，能产生明显的渗透性利尿作用。

03.032　聚明胶肽　polygeline

牛骨明胶水解产物。用于扩充血容量和维持渗透压。

03.033　晶体溶液　crystalloid solution

烧伤休克期复苏的主要液体之一。包括平衡盐溶液、生理盐水和碳酸氢钠溶液等液体类型。

03.034　高氧晶体溶液　crystalloid solution with high oxygen content

携带高浓度溶解氧和具有高氧分压的电解质溶液。

03.035　林格[溶]液　Ringer solution

又称"复方氯化钠溶液"。内含 0.85%氯化钠、0.03%氯化钾和 0.033%氯化钙的平衡盐溶液。因英国生理学家林格（Ringer）发明而得名。

03.036　乳酸盐林格液　lactated Ringer solution

在林格液的基础上加入乳酸钠制成的一种平衡盐溶液。溶液中电解质含量和晶体渗透压与血浆相似，含钠离子 130mmol/L、氯离子 109mmol/L、乳酸根离子 28mmol/L、钾离子 5mmol/L。

03.037　中心静脉压　central venous pressure

右心房和胸腔内大静脉的血压。其大小取决于心脏射血能力和静脉回心血量之间的相互关系。正常值 5~10cmH$_2$O。

03.038　平均动脉压　mean arterial pressure

一个心动周期中动脉血压的平均值。一般来说，大约等于舒张压加 1/3 脉压，即舒张压 +（收缩压-舒张压）×1/3。

03.039　每搏输出量　stroke volume

简称"搏出量"。一次心搏中由一侧心室射出的血流量。

03.040　心输出量　cardiac output

又称"心排血量"。每分钟左心室或右心室射入主动脉或肺动脉的血量。等于心率与每搏输出量的乘积。习惯上是指左心室的心输出量。

03.041　肺动脉压　pulmonary artery pressure

右心导管检查所测得肺总动脉及其分支的压力。反映右心室的后负荷压力。

03.042　肺动脉楔压　pulmonary artery wedge pressure

又称"肺毛细血管楔压"。以漂浮导管插入肺动脉，使导管嵌顿在肺动脉的终末支，所测得的压力。反映左心功能及其前负荷。

03.043　外周血管阻力　peripheral vascular resistance

血液在体循环中流动所遇到的阻力。主要是小动脉和微静脉对血流的阻力。反映左心室后负荷。等于 80×（平均动脉压-中心静脉压）/心输出量（dynes·sec/cm^5）。

03.044　肺血管阻力　pulmonary vascular resistance
肺部血管的阻力。为血液流动时受到血管壁的阻力，以及血管由于弹性舒张收缩引起的阻力。用来监测右心室后负荷。等于 80×（平均肺动脉压－肺动脉楔压）/心输出量（dynes·sec/cm^5）。

03.045　氧输送　oxygen delivery
单位时间内心脏通过血液向外周组织提供的氧输送量。反映心输出量和动脉血氧含量。等于 1.34×动脉血氧饱和度×血红蛋白×心输出量×10（ml/min）。

03.046　氧耗量　oxygen consumption
单位时间内机体实际消耗的氧量。反映组织摄取氧和利用氧的能力。等于 1.34×动静脉血氧饱和度差×血红蛋白×心输出量×10（ml/min）。

03.047　心脏指数　cardiac index
空腹和静息状态下每平方米体表面积每分钟的输出量。等于每分输出量（L/min）/体表面积（m^2），一般为 3.0~3.5L/（min·m^2）。

03.048　氧供指数　oxygen delivery index
心脏指数与动脉血氧浓度之积。可反映心泵功能和肺呼吸功能。

03.049　氧耗指数　oxygen consumption index
心脏指数与动静脉血氧含量差之积。代表组织氧合作用的总和。

03.050　血氧分压　blood partial pressure of oxygen
溶解于血液中的氧所产生的张力。与吸入气的氧分压和肺的呼吸功能有关。

03.051　血氧含量　blood oxygen content
100ml 血液实际所携带的氧量。包括化学结合的氧和物理溶解的氧。

03.052　血氧容量　blood oxygen capacity
100ml 血液中的血红蛋白被氧充分饱和时的最大带氧量。取决于血红蛋白的质（与氧结合的能力）和量。

03.053　胃肠黏膜 pH 值　pH value of gastrointestinal mucosa
反映胃肠道组织缺血、酸中毒状况的指标。临床上用来证实隐性代偿性休克的存在。计算公式为 pHi=6.1＋lg（HCO_3^-/0.03×PCO_2），其中 HCO_3^- 为动脉血碳酸氢根浓度，PCO_2 为校正的半透膜囊内生理盐水 PCO_2。用符号 pHi 表示。

03.054　肠因子　intestinal factor
休克时小肠绒毛由于严重缺氧其溶酶体酶释放的脂溶性产物。经肠系膜静脉进入体循环，其对休克的不可逆发展具有重要影响。

03.055　隐性代偿性休克　covert compensated shock
无低血容量的临床表现，是全身监测指标已恢复正常，而胃肠道仍存在缺血缺氧的状态。

03.056　应激　stress
机体在受到各种内外环境因素刺激时出现的非特异性全身反应。表现为以交感-肾上腺髓质系统和下丘脑-垂体-肾上腺皮质系统兴奋为主的神经内分泌反应，细胞和体液中某些蛋白成分的改变以及一系列功能代谢的变化。

03.057　休克肺　shock lung
休克持续较久时，肺可出现严重的间质性和肺泡性肺水肿、淤血出血、局限性肺不张、毛细血管内微血栓形成以及肺泡透明膜形成等现象。表现为进行性呼吸困难和难治性低氧血症，实质为急性呼吸窘迫综合征。

03.058　休克肾　shock kidney
肾脏在休克过程中所发生的功能性和器质性改变。前者涉及急性肾衰竭的发生，但并不包括急性肾衰竭的全部过程；后者在休克纠正之后，仍然要继续存在一段时间。

03.02　烧伤感染及其防治

03.059　感染　infection
微生物在宿主内进行复制、繁殖并引起炎症反应的过程。

03.060　烧伤创面感染　burn wound infection
细菌和/或真菌等微生物在烧伤创面上定植、繁殖并引起症状的过程。烧伤后，因抵御微生物侵袭的皮肤天然屏障遭到破坏，而坏死组织又是细菌良好的培养基，因此烧伤创面感染几乎是不可避免的，而且比较严重。

03.061　创面葡萄球菌感染　staphylococcal wound infection
葡萄球菌侵犯烧伤组织形成的病变。以皮下脂肪组织化脓为特征。

03.062　创面铜绿假单胞菌感染　*Pseudomonas aeruginosa* wound infection
烧伤创面周围的正常组织内铜绿假单胞菌繁殖，侵犯淋巴管和血管壁或穿入血管内形成栓塞，释放大量内毒素到血循环内，出现脓毒症的临床症状。血培养可能呈阴性。

03.063　创面厌氧菌感染　anaerobic wound infection
常为梭形芽孢杆菌感染，多见于深度烧伤，尤其是有肌肉坏死者，如电烧伤。病变为大块肌肉变性、坏死，颜色苍白，有恶臭，产生气泡或皮下积气，分泌物涂片染色检查可见革兰氏阳性芽孢杆菌。因细菌分解坏死组织，产生大量毒素入血，患者常伴有严重的全身感染症状。

03.064　创面真菌感染　fungal wound infection
在烧伤创面发生的真菌感染。其中以念珠菌居多，其次为毛霉菌、曲霉菌等。感染的形式可分为浅层感染和深部感染两大类。前者通常不引起严重后果，后者常为真菌全身性播散的开始或全身性播散的一部分。

03.065　创面病毒感染　virus wound infection
目前发现的有水痘带状疱疹病毒及巨细胞病毒的创面感染。主要见于Ⅱ度烧伤创面或愈合的创面及供皮区。肉眼观察可见水疱、带状疱疹，有继发细菌感染时则出现糜烂。早期用疱疹刮片法做组织学检查，可见病毒包涵体，但陈旧病变常不易分离出病毒。

03.066　创面细菌定植　wound bacterial colonization
细菌在创面局部繁殖的过程。创面细菌培养结果阳性，但菌量少，局部无明显感染症状。

03.067　非侵入性创面感染　non-invasive wound infection
细菌繁殖及毒力侵袭局限于创面局部表层，未向深部侵入或向全身播散的感染。通常组织菌量<10^5/g组织，全身无明显感染症状。

03.068　侵入性创面感染　invasive wound infection
细菌侵入了与创面邻近的未烧伤、尚存活的组织的感染类型。通常组织菌量>10^5/g组织，局部可有脓性病灶、创周炎症表现的感染症状，全身感染症状明显。

03.069 脓毒症 sepsis
病原菌或其产物引发的全身炎症反应。表现为体温、脉搏、呼吸、神志等全身性的改变，即血培养阳性伴全身感染症状。

03.070 烧伤创面脓毒症 burn wound sepsis
大量细菌侵入邻近的活组织，菌量超过 10^5/g 组织的感染症状。是创面侵入性感染扩散和发展的结果。局部与全身情况急剧恶化，即使血液中未检出病原菌，死亡率仍高。

03.071 机会性感染 opportunistic infection
正常情况下并不会致病的微生物，在机体免疫功能低下，或微生态环境变化时成为致病菌导致的感染。

03.072 内源性感染 endogenous infection
由于内环境改变，机体屏障功能下降，细菌入血引起的感染。

03.073 肠源性感染 gut-origin infection, gut-derived infection, enterogenous infection
严重创伤或烧伤后常见肠黏膜屏障损伤，肠道内的常驻菌、内毒素可经肠黏膜损伤处侵入到黏膜下，再经门静脉或肠淋巴通道播散到其他器官导致的感染。

03.074 静脉导管相关感染 catheter-related infection
留置于血管内的导管段经半定量法，在血琼脂培养基上生长菌落大于 15 个，即认为导管已被感染。包括导管相关局部感染和导管相关血液感染（导管败血症）。

03.075 呼吸机相关性肺炎 ventilator-associated pneumonia, VAP
机械通气 48h 后至拔管后 48h 内出现的肺炎。是医院获得性肺炎的重要类型，主要为细菌性肺炎。

03.076 感染性休克 infection shock
又称"败血症休克（septic shock）""中毒性休克（toxic shock）"。常发生于革兰氏阴性菌感染，如腹腔感染、胆道感染、泌尿系统感染所导致的休克。临床表现为持续低血压和外周血循环低灌注，严重者出现重要器官功能不全，其死亡率高达 40%～60%，是重症急性放射病死亡原因之一。

03.077 细菌生物被膜 bacterial biofilm
细菌为适应环境并保持生存，群集时分泌多糖物质、纤维蛋白、脂蛋白等复合物形成的生物被膜。黏附于医学生物材料或黏膜表面，抵御抗菌药物的杀伤，逃逸宿主的免疫，还可间断性释放细菌到血流中，成为潜在、顽固的感染灶。

03.078 二重感染 double infection superinfection
又称"菌群失调症"。长期使用广谱抗生素可使敏感菌群受到抑制，而一些不敏感菌（如真菌等）乘机生长繁殖，产生新的感染。

03.079 Toll 样受体 Toll-like receptor, TLR
参与非固有免疫的一类重要分子，能特异地识别病原微生物进化中保守的抗原分子，从而有效地监测入侵的病原微生物以及诱导相应的免疫应答，也是连接固有免疫和适应性免疫的桥梁。新近研究发现 Toll 样受体能结合机体自身产生的一些内源性分子（即内源性配体）。

03.080 内毒素 endotoxin
一种脂多糖。是革兰氏阴性菌细胞壁外膜的结构之一，由脂质 A、核心多糖和特异性多糖三部分构成，其中脂质 A 是内毒素的毒性和生物学活性的主要组分。对于人的免疫反应极其重要，在人体免疫系统对抗细菌入侵时，作为重要的抗原分子被抗原提呈细胞捕获，从而引起机体的免疫反应。

03.081 外毒素 exotoxin
细菌在生长代谢过程中由细胞内分泌到细胞外，对机体有毒害作用的蛋白质类物质。不稳定，60℃以上能迅速被破坏，毒性和抗原性强。能产生外毒素的细菌大多数是革兰氏阳性菌，少数是革兰氏阴性菌。

03.082 烧伤外毒素血症 burn exotoxemia
革兰氏阳性菌分泌到菌体外的代谢产物入血后引起的症状。其组成为蛋白质，稳定，易被热和消化酶破坏灭活，具有神经毒性、细胞毒性和肠毒性。各种外毒素对组织有高度的选择性和不同的亲和力，可引起不同的病变和临床表现。病原菌主要有金黄色葡萄球菌和链球菌等。

03.083 烧伤内毒素血症 burn endotoxemia
烧伤后细胞破坏时内毒素释放入血，引起的内毒素血症状。除创面病原菌外，还可以来源于肠道的常驻菌群。

03.084 毒血症 toxemia
细菌的毒素或毒性产物入血，引起的高热、寒战等全身中毒症状，以及心、肝、肾等实质细胞变性、坏死等症状。

03.085 菌血症 bacteremia
细菌由局部病灶入血，血液中可查出细菌，临床可无中毒症状。

03.086 最低抑菌浓度 minimum inhibitory concentration, MIC
体外检测能抑制某种菌生长的抗生素的最小浓度。

03.087 菌落 colony
在固体培养基上一个细菌分裂繁殖而形成的肉眼可见的群体。不同细菌常形成不同特征的菌落，并且比较稳定，在细菌鉴定中有一定意义。这些特征主要包括颜色、隆起度、边缘、质地、表面、血琼脂上的溶血等。

03.088 每克组织菌量 colony forming unit per gram tissue
每克组织中的细菌数量。常采用"菌落数×稀释倍数/组织重量"来计算。

03.089 临界菌量 critical level of bacterial count
又称"临界菌值"。组织菌量定量为 $10^5/g$ 组织。低于此值病原菌往往不能侵入邻近的活组织，不引起明显的全身症状。

03.090 微生态系统 microecosystem
正常菌群、条件致病菌与宿主之间，以及与周围环境之间存在着种种密切关系，共同形成的生态系统。

03.091 微生态系统紊乱 imbalance of microecosystem
微生态系统的动态平衡被破坏，从而促进或导致机体疾病发生的现象。

03.092 人工主动免疫接种 artificial active immunization
将疫苗接种于人体，使机体产生适应性免疫的措施。主要用于预防微生物感染。

03.093 人工被动免疫接种 artificial passive immunization
通过注射含有特异性抗体的免疫血清或纯化免疫球蛋白抗体，或细胞因子等细胞免疫制剂，使机体即刻获得适应性免疫的措施。但这些免疫物质不是患者自身产生，故维持时间短。主要用于治疗或紧急预防。

03.094 膜菌群 membranous flora
厌氧菌与肠黏膜上皮细胞紧密黏附形成的一层薄膜。

03.095 腔菌群 lumen flora
人体肠腔内表层的可游动的细菌群落。主要是大肠杆菌、肠球菌等需氧菌。

03.096 定植抗力 colonization resistance
肠道正常菌群中的厌氧菌能阻止致病的需氧菌在肠黏膜上定植的现象。

03.097 侵袭力 invasiveness
病原菌（包括条件致病菌）突破机体的防御，在体内生长繁殖、蔓延扩散的能力。

03.098 亚临床感染 subclinical infection
病原体侵入人体后，仅引起机体发生适应性免疫应答，而不引起或只引起轻微的组织损伤，临床不显示出任何症状、体征、甚至生化改变，只有通过免疫学检查才能发现的感染。

03.099 病原体 pathogen
能够使宿主致病的各类微生物的通称。包括细菌、病毒、立克次氏体、支原体、衣原体、螺旋体、真菌和寄生虫等。

03.100 菌群失调 dysbacteriosis
人体某部正常菌群的组成或各菌之间的比例发生变化的现象。常见于肠道，如假膜性肠炎、真菌性肠炎等。

03.101 菌落形成单位 colony forming unit, CFU
单个菌体或聚集成团的多个菌体在固体培养基上生长繁殖所形成的集落。以其表达活菌的数量。

03.102 抗生素抗性 antibiotic resistance
应用抗生素治疗感染时，某些细菌发生基因突变，导致某些抗生素失效的现象。

03.103 耐药性 drug resistance
又称"抗药性"。微生物、寄生虫及肿瘤细胞等对于药物作用的耐受性。主要机制是外排膜泵基因突变，其次是外膜渗透性的改变和产生超广谱酶。根据其发生原因分为获得耐药性和天然耐药性。

03.03 烧伤早期心肌损伤

03.104 心功能不全 cardiac insufficiency, heart failure
又称"心力衰竭"。由不同病因引起的心脏舒缩功能障碍，使心输出量在循环血量与血管舒缩功能正常时不能满足全身代谢对血流的需要，从而导致的具有血流动力学异常和神经激素系统激活两方面特征的临床综合征。

03.105 烧伤后休克心 post-burn shock heart
严重烧伤早期出现的心肌缺血缺氧损伤，导致心脏器质性损伤及心功能降低，作为心源性因素与低血容量、感染等因素协同作用，诱发或加重烧伤休克的现象。

03.106 心源性休克 cardiac shock
由于心脏功能极度减退，导致心输出量显著减少并引起严重急性周围循环衰竭的综合征。病因以急性心肌梗死最多见，严重心肌炎、心肌病、心脏压塞、严重心律失常或慢性心力衰竭终末期等均可导致本症。

03.107 血流动力学 hemodynamics
研究心血管系统流动的血液的流量、阻力和

压力之间关系的学科。

03.108 血流动力学监测 hemodynamic monitoring
经皮穿刺，经外周静脉将漂浮导管送入右心室，检测肺动脉压、肺毛细血管楔压、心输出量及相关指标，以判断病情和指导治疗的一种创伤性检测。

03.109 心律失常 arrhythmia, arrhythmia cordis
心脏跳动的节律紊乱。包括节律和频率的异常。心脏冲动的起源和节律、传递顺序以及冲动在心脏各部位的传递速度中任一环节发生异常都可导致心律失常。

03.110 心源性水肿 cardiac edema
心力衰竭患者由于心输出量减少和静脉回流障碍两大因素所引起的水肿。

03.111 血栓形成 thrombosis
活体心脏或血管中由于血液凝固或成分析出、凝集形成固体质块的过程。

03.112 血栓栓塞 thromboembolism
血栓栓子脱落引起的血管堵塞。后果因脱落部位和栓子大小而异。

03.113 感染性心内膜炎 infective endocarditis
由病原微生物直接侵袭心内膜引起的炎症性疾病。在心瓣膜表面形成的血栓和赘疣物中含有病原微生物。

03.114 亚急性感染性心内膜炎 subacute infective endocarditis
病程经过达6周以上，可迁延数月，甚至1~2年的心内膜炎。通常由草绿色链球菌引起，常发生于已有病变的瓣膜，其特点是在原有病变的瓣膜上形成粗大的赘疣物，并常发生溃疡。

03.115 急性感染性心内膜炎 acute infective endocarditis, ulcerative endocarditis
起病急剧，多由毒力较强的金黄色葡萄球菌引起的心内膜炎。其特点是在瓣膜闭锁缘上形成血栓、坏死组织和大量细菌菌落混合在一起的灰黄色粗大赘疣物，并常发生溃疡。

03.116 血栓性心内膜炎 thrombotic endocarditis
以血液凝固性过高和/或消耗性血液凝固为基础而引起的心内膜炎。如肿瘤崩解产物、休克、内毒素血症和恶病质引起的心内膜炎，大多在心瓣膜闭锁缘上形成血小板性血栓。

03.117 心肌炎 myocarditis
由各种原因引起的心肌的局限性或弥漫性炎症。

03.118 细菌性心肌炎 bacterial myocarditis
由细菌直接感染或细菌产生的毒素对心肌作用引起的心肌炎症。如白喉性心肌炎等。

03.119 心力衰竭细胞 heart failure cell
简称"心衰细胞"。左心衰竭引起肺出血时，肺泡壁毛细血管扩张、充血或出血，若肺泡腔内的红细胞被巨噬细胞吞噬，其血红蛋白变为含铁血黄素，含有含铁血黄素的巨噬细胞即心力衰竭细胞。

03.120 左心室做功指数 left ventricular stroke work index
反映左心室收缩功能的指数。等于心脏指数×（平均动脉压-左室舒张末压）×0.0136（J/m^2）。

03.121 右[心]室做功指数 right ventricular stroke work index

反映右心室收缩功能的指数。等于心脏指数×（平均肺动脉压－中心静脉压）×0.0136（J/m²）。

03.122 射血分数 ejection fraction, EF
又称"心搏出率（stroke volume rate）"。心室舒张末期容积与收缩末期容积之差（即搏出量）占心室舒张末期容积的百分比。

03.123 心率 heart rate
单位时间内心脏搏动的次数。一般指每分钟的心跳次数。正常成年人安静时的心率有显著的个体差异，平均在 75 次/分（60~100 次/分）。

03.124 冠状动脉血流量 coronary blood flow
简称"冠脉血流量"。供应心脏本身的血液循环血流量。占心输出量的 4%~5%。

03.125 心室顺应性 ventricular compliance
单位压力变化所引起的容积改变（dV/dP）。是评价舒张功能的指标。

03.126 心室僵硬度 ventricular stiffness
心室在单位压力变化下引起的容积改变（即心室顺应性）的倒数。反映心室的舒张力学性质。

03.127 左[心]室舒张末压 left ventricular end diastolic pressure, LVEDP
左室舒张末期的压力。正常值在 0~10mmHg 之间。

03.128 前列腺素 prostaglandin
一组脂肪酸类物质。几乎存在于全身各种组织中，五碳脂肪环，带有 2 个侧链（上侧链 7 个碳原子，下侧链 8 个碳原子）。对局部组织的血流有调节作用，多数组织中起舒张血管作用。半衰期极短，破坏迅速，不能通过血液循环作用于远隔器官。

03.129 心肌抑制因子 myocardial depressant factor, MDF
主要由胰腺缺血缺氧后释放的酸性蛋白水解酶分解血浆蛋白质形成的低分子多肽。休克期从血浆中分离出，分子量为 500~1000Da。可抑制心肌收缩、收缩腹腔内脏小血管、抑制单核吞噬细胞的吞噬功能，可加重休克中心血管功能障碍。

03.130 血管活性肠肽 vasoactive intestinal peptide, VIP
由小肠分泌细胞和脑内部分神经元产生的多肽。是脑肠肽之一。具有舒张血管平滑肌，参与消化液分泌调节和影响某些激素分泌的作用。

03.131 溶酶体酶 enzyme of lysosome
溶酶体中的酸性水解酶。均为糖蛋白，有 60 多种，包括水解聚糖类、脂质、蛋白质和肽类以及核苷酸的酶，最适 pH 值为 5 左右。

03.132 肌钙蛋白 T cardiac troponin T, TnT
一种分子量为 37kD 的心肌蛋白。与肌钙蛋白 I（TnI）、肌钙蛋白 C（TnC）一起形成心肌钙蛋白复合物，共同完成细胞内肌动蛋白间相互作用的钙信号传递的基本功能。心肌细胞损伤时释放入血，是用于诊断各种心肌损伤的特异指标。

03.133 心肌保护 myocardial protection
机体通过细胞、代谢、免疫、神经、激素、生长因子、酶等多种因素，对缺血、缺氧的心肌进行保护，减轻心肌损害的一种病理生理机制。

03.04 烧伤后肺损伤

03.134 玻意耳–马里奥特定律 Boyle-Mariotte law

简称"玻意耳定律（Boyle law）"。在定量定温下，理想气体的体积与气体的压力成反比。

03.135 查理定律 Charle law

在一定压力下，一定量气体的体积与绝对温度成正比。

03.136 道尔顿定律 Dalton law

一定量气体在一定容积的容器中的压强仅与温度有关。

03.137 亨利定律 Henry law

在一定温度和平衡状态下，气体在液体里的溶解度与该气体的平衡分压成正比。

03.138 血气分析 blood gas analysis

动脉血中的 pH 值、氧分压和二氧化碳分压的检测与分析。

03.139 氧解离曲线 oxygen dissociation curve

表示血红蛋白氧饱和度与氧分压关系的一条"S"形曲线。反映血红蛋白与氧之间的可逆结合，可判断呼吸衰竭患者低氧血症时对组织供氧的影响。

03.140 二氧化碳解离曲线 carbon dioxide dissociation curve

表示血液中二氧化碳含量与二氧化碳分压关系的曲线。在正常的二氧化碳分压变动范围内，两者的关系呈一直线。

03.141 氧分压 partial pressure of oxygen

溶解在血浆中的氧分子所产生的张力。用 PO_2 表示。正常人在静立状态下动脉血氧分压（PaO_2）为 10.7~14.7kPa（80~110mmHg），静脉血氧分压（PvO_2）为 4.93~5.33kPa（37~40mmHg）。一般当 PaO_2 低于 8.0kPa（60mmHg），才引起组织缺氧。

03.142 二氧化碳分压 partial pressure of carbon dioxide

血液中游离的 CO_2 所产生的张力。用 PCO_2 表示。正常人动脉血液为 4.53~6.00kPa（34~45mmHg），大于 6.00kPa（45mmHg）示肺泡通气不足，小于 4.53kPa（34mmHg）示肺泡通气过度。

03.143 血氧饱和度 blood oxygen saturation

血红蛋白实际结合氧量与应当结合氧量之比。用 SO_2 表示。反映动脉血氧与血红蛋白结合的程度。大小与 PO_2 和氧血红蛋白解离曲线有关。不仅反映肺脏情况，还反映血液运输氧的能力。临床常用的是动脉血氧饱和度，其正常值为 94%~97%。

03.144 氨基甲酸血红蛋白 carbaminohemoglobin

二氧化碳与血红蛋白氨基的结合状态。是血液运输二氧化碳的一种形式。二氧化碳与血红蛋白氨基的反应无需酶的催化，且反应迅速、可逆，主要调节因素是氧合作用。

03.145 玻尔效应 Bohr effect

pH 值对血红蛋白氧亲和力的影响效应。血液 pH 值降低或二氧化碳分压升高，使血红蛋白对氧的亲和力降低，在任意氧分压下血红蛋白血氧饱和度均降低，氧解离曲线右移，pH 值升高或二氧化碳分压降低，则血红蛋白对氧的亲和力增加，在任意氧分压下血红蛋白血氧饱和度均增加，氧解离曲线左移。

03.146 霍尔丹效应 Haldane effect
氧气与血红蛋白结合可促使二氧化碳的释放，而去氧血红蛋白则容易与二氧化碳结合的现象。

03.147 低氧血症 hypoxemia
循环血液中的少氧状态。在海平面、静息状态下呼吸空气时，动脉血氧分压下降至10.66kPa 以下。可由肺泡通气功能不足、弥散功能障碍、通气血流比例失调或右至左分流等原因所致。

03.148 呼吸系统 respiratory system
人体参与呼吸的器官总称。包括鼻、喉、气管、支气管和肺。其中肺是气体交换的场所，其他则是气体交换的通道。

03.149 呼吸膜 respiratory membrane
肺泡气体与肺毛细血管血液之间进行气体交换所通过的组织结构。其平均厚度不到1μm，具有很高的通透性。

03.150 非弹性阻力 nonelastic resistance
惯性阻力、黏滞阻力和气道阻力的统称。

03.151 惯性阻力 inertial resistance
气流在发动、变速、换向时因气流和组织的惯性所产生的阻止肺通气的力。平静呼吸时，呼吸频率低、气流流速慢，惯性阻力可忽略不计。

03.152 黏滞阻力 viscous resistance
来自呼吸时组织相对位移所发生的摩擦阻力。较小。

03.153 气道阻力 airway resistance
来自气体流经呼吸道时气体分子间及与气道间的摩擦阻力。是非弹性阻力的主要成分，占 80%~90%。

03.154 肺顺应性 pulmonary compliance
单位压力变化引起的肺容量变化。表明肺泡扩张性的一个指标。

03.155 静态肺顺应性 static lung compliance
呼气或吸气末，受试者屏住呼吸片刻，使肺内压力达到平衡时单位压力下肺容积的变化。

03.156 动态肺顺应性 dynamic lung compliance
在呼吸周期中，气流未阻断时所测得的肺顺应性。受肺组织弹性和气道阻力的双重影响。

03.157 肺泡表面张力 alveolar surface tension
在正常情况下，肺泡上皮内表面分布有极薄的液体层，其与肺泡气体形成了气液界面，由于界面液体分子间的吸引力大于液、气分子间的吸引力产生的表面张力，使液体表面有收缩的倾向，因而使肺泡趋向回缩。

03.158 肺泡表面活性物质 pulmonary surfactant, alveolar surfactant
由肺泡Ⅱ型上皮细胞分泌的一种脂质和脂蛋白的混合物。主要成分为二棕榈酰卵磷脂，分布于肺泡液体分子层表面，具有降低肺泡表面张力的作用。

03.159 潮气量 tidal volume
正常成人平静呼吸时，每次吸入和呼出的气量。其呼吸形似潮汐。正常成人每次吸入或呼出的气量为 400~500ml，一般用呼气量来表示。

03.160 肺泡-动脉血氧分压差 alveolar-artery oxygen partial pressure gradient

肺泡气氧分压和动脉血氧分压之间的差值。用 P_{A-aO_2} 表示。是判断肺换气功能的重要指标，在无效腔增加或肺循环功能障碍的情况下，该差值增大。

03.161　呼吸性酸中毒　respiratory acidosis
因呼吸功能障碍所致肺泡换气减少，机体内二氧化碳潴留，二氧化碳分压升高，血碳酸浓度上升，pH 值下降而引起的一系列病理生理改变。

03.162　呼吸性碱中毒　respiratory alkalosis
因呼吸功能障碍所致肺泡通气过度，机体内二氧化碳排出过多，二氧化碳分压下降，血碳酸浓度降低，pH 值升高而引起的一系列病理生理改变。

03.163　急性肺损伤　acute lung injury, ALI
严重感染、创伤和休克等打击后出现的肺泡毛细血管膜损伤，导致的肺水肿和肺不张的病理改变。

03.164　呼吸功能紊乱　respiratory dysfunction
各种原因引起的肺通气和/或换气功能异常。

03.165　急性呼吸窘迫综合征　acute respiratory distress syndrome, ARDS
以进行性呼吸困难和顽固性低氧血症为特征的急性呼吸衰竭。临床是指患者原来心肺功能正常，由于严重感染、创伤、烧伤及休克等肺内外疾病袭击，出现的以肺泡毛细血管弥散性损伤为主要表现的临床综合征。

03.166　呼吸衰竭　respiratory failure
各种原因引起的肺通气和/或换气功能严重障碍，以致不能进行有效的气体交换，导致缺氧伴/不伴二氧化碳潴留，从而引起一系列生理功能和代谢紊乱的临床综合征。是一种功能障碍状态，而不是一种疾病，可因肺部疾病引起，也可能是各种疾病的并发症。临床常分为Ⅰ型呼吸功能衰竭和Ⅱ型呼吸功能衰竭。

03.167　肺分流　pulmonary shunt
肺动脉的混合静脉血，未经肺毛细血管与肺泡气进行气体交换，直接回流入肺静脉的现象。可分为解剖分流、静脉混合效应及生理分流三种，生理分流为前两者之和。正常生理分流不超过心输出量的 5%，大于此值为病理分流。

03.168　肺不张　atelectasis
又称"肺萎陷"。一个或多个肺段或肺叶的容量或含气量减少的现象。

03.169　肺实变　pulmonary consolidation
病理状态下肺泡腔消失，肺泡通气功能丧失的病变。是有灌注无通气、右向左的分流和肺不张的病理基础。

03.170　肺炎　pneumonia
由不同病原体或其他因素（吸入或过敏反应等）所致的肺部炎症。发热、咳嗽、气促、呼吸困难和肺部固定湿啰音为其共同的临床表现。

03.171　吸入性肺炎　aspiration pneumonia
吸入酸性物质、动物脂肪，如食物、胃容物以及其他刺激性液体和挥发性的碳氢化合物后，引起的化学性肺炎。患者常有吸入诱因史，迅速发病，多于1~3h 及之后出现症状，临床表现与诱发病因有关，严重者可发生呼吸衰竭或呼吸窘迫综合征。

03.172　化学性肺炎　chemical pneumonia
属于吸入性肺炎的一种。是由于吸入具有化学刺激性的气体状颗粒或气体后，这些物质作用于上、下呼吸道黏膜甚至肺泡，产生一系列临床表现，严重时甚至导致呼吸衰竭。

03.173 阻塞性细支气管炎 obstructive bronchiolitis
病理上由于炎症过程导致小气道变形、狭窄、瘢痕形成的细支气管炎。临床主要表现为咳嗽、呼吸困难、肺功能减退而胸部 X 线片清晰。

03.174 肺气肿 pulmonary emphysema
终末细支气管远端（呼吸细支气管、肺泡管、肺泡囊和肺泡）的气道弹性减退，过度膨胀、充气和肺容积增大或同时伴有气道壁破坏的病理状态。

03.175 肺水肿 pulmonary edema
肺、气管内液体渗入肺间质和肺泡，使肺血管外液量增多的病理状态。临床表现为呼吸困难、发绀、咯血或粉红色泡沫样痰，两肺有弥漫性湿啰音，X 线表现为两肺蝶形片状模糊阴影，是临床急症之一。

03.176 肺栓塞 pulmonary embolism
又称"肺动脉栓塞"。内源性或外源性栓子堵塞了肺动脉或其分支引起的肺循环受阻的临床和病理生理综合征。栓子可以有许多种，如空气栓子、脂肪栓子、癌栓等。临床最常见的是肺血栓栓塞。

03.177 支气管扩张 bronchiectasis
一支或多支近端支气管和中等大小支气管管壁组织破坏造成的不可逆性扩张。

03.178 肺爆震伤 blast injury of lung
爆炸时产生高压波（气浪或水浪）冲击胸部所造成的肺部损伤。常表现为外轻内重的特点，患者症状很重，而胸部外表面却无明显损害。主要表现为呼吸困难、咯血性泡沫痰，重者呼吸衰竭。

03.179 气胸 pneumothorax
任何原因使胸膜破损，空气进入胸膜腔使胸膜腔内积气的现象。

03.180 胸腔积液 pleural effusion
正常情况下，胸膜腔内含有微量润滑液体，其产生与吸收处于动态平衡；任何病理原因加速其产生和/或减少其吸收引起液体积聚的现象。是胸腔内液体的异常积聚，是全身疾病或胸部疾病常见的临床表现。

03.05 烧伤后肾损伤

03.181 急性肾小管坏死 acute tubular necrosis
由于各种病因引起肾缺血和/或肾毒性损害导致肾功能急骤、进行性减退而出现的临床综合征。是急性肾衰竭最常见的类型。主要表现为肾小球滤过率明显降低所致的进行性氮质血症，以及肾小管重吸收和排泄功能低下所致的水、电解质和酸碱平衡失调。

03.182 少尿 oliguria
成人 24h 尿量<400ml 的状态。常见于严重脱水、重度休克或急性肾衰竭的少尿期。

03.183 无尿 anuria
成人 24h 尿量<100ml 的状态。持续性无尿见于器质性肾衰竭，表现为氮质血症或尿毒症。

03.184 血尿 hematuria
尿液中混有红细胞的异常状态。根据程度可分为肉眼血尿和镜下血尿。高倍镜视野（HP）中红细胞≥3 个/HP，离心尿红细胞>5 个/HP，或 12h 尿沉渣红细胞计数>50 万个即为血尿。根据病因又可以分为内科性血尿和外科性血尿。多数泌尿系统疾病，如肿瘤、结石、外伤、梗阻和感染等均可伴有血尿。

03.185 脓尿 pyuria
存在白细胞的尿液。通常提示感染和尿路上皮对细菌入侵炎症的应答。新鲜尿液离心后，高倍镜视野中白细胞＞5 个/HP，或 1h 新鲜尿液中白细胞数＞40 万个，或 12h 尿液中白细胞数＞100 万个提示为脓尿。

03.186 蛋白尿 proteinuria
尿液中蛋白质含量超过 100mg/L 或 24h 尿蛋白定量＞150mg，蛋白质定性试验呈阳性反应的异常状态。提示存在肾内科性疾病。

03.187 氮质血症 azotemia
血中的尿素氮、肌酐等非蛋白氮超出正常范围的症状。

03.188 尿毒症 uremia
肾功能丧失后，因体内代谢产生的废物和过多的水分不能被排出体外所引起的代谢失常综合征。

03.189 肾小球滤过率 glomerular filtration rate
单位时间内双侧肾脏生成超滤液的量。正常成人为 125ml/min 左右。

03.190 肾滤过分数 renal filtration fraction
肾小球滤过率与肾血浆流量的比值。代表肾血流中实际经肾小球滤过部分的百分比，是衡量肾功能的重要指标之一。静息时正常值为 19%。

03.191 尿潴留 urinary retention
膀胱充满尿液不能排出，导致膀胱过度膨胀、膀胱内压力增高的状态。分为急性和慢性。常见于良性前列腺增生、尿道损伤和狭窄、神经源性膀胱、脊髓或颅脑疾病或损伤的患者。

03.192 血红蛋白尿 hemoglobinuria
各种原因导致红细胞遇破坏发生溶血，使血浆中游离血红蛋白浓度超过＞1.5g/L 并且超过血浆中结合球蛋白结合能力及肾近曲小管重吸收能力时，游离血红蛋白因分子量较小而从肾小球滤出，从而形成红色的透明尿液。可呈均匀的浓茶色、葡萄酒色、棕色及酱油色。见于溶血性贫血、血型不合发生的溶血、冷凝集素综合征、阵发性冷性血红蛋白尿症、行军性血红蛋白尿症、毒蛇咬伤所致的血红蛋白尿、药物或化学物品所致的血红蛋白尿、毒蕈中毒或重度烧伤所致的血红蛋白尿等。

03.193 肌红蛋白尿 myoglobinuria
各种原因导致肌肉组织受到广泛损伤，肌红蛋白释放入血。由于肌红蛋白不与结合球蛋白结合，从而直接分泌到尿液中，使尿液呈暗红色。尿液沉渣中不见红细胞，隐血试验呈阳性反应。单克隆抗体可检测到肌红蛋白。见于急性心肌梗死、大面积烧伤和挤压伤等。

03.194 血红蛋白管型 hemoglobin cast
各种原因引起血管内溶血时，过多的血红蛋白沉积在肾小管而形成的肾小管管型。

03.195 肌红蛋白管型 myoglobin cast
肌肉组织被破坏时所释放的大量肌红蛋白沉积在肾小管而形成的肾小管管型。

03.196 急性肾衰竭 acute renal failure
肾脏本身或肾外原因引起肾脏泌尿功能急剧降低、代谢产物潴留、水电解质和酸碱平衡紊乱为主要特征的临床综合征。

03.197 非少尿性急性肾衰竭 nonoliguric acute renal failure
24h 尿量大于 400ml 的急性肾衰竭综合征。临床表现无少尿期，也无明显多尿期，水及电解质紊乱表现轻，但氮质血症明显。

03.198 透析 dialysis
使体液内的成分通过半透膜排出体外的治疗方法。如血液透析、腹膜透析。

03.199 血液透析 hemodialysis
利用人工半透膜替代肾脏排泄功能的治疗方法。将血液、透析液同时引入透析器（人工肾），借助于膜两侧的溶质浓度梯度和渗透梯度，利用扩散、对流、吸附清除毒素，通过超滤和渗透清除体内潴留过多的水分，纠正电解质和酸碱平衡紊乱，以替代肾脏的排泄功能。

03.200 腹膜透析 peritoneal dialysis
采用患者的腹膜作为透析膜，利用弥散和超滤原理，通过灌注入腹腔的透析液与腹膜毛细血管中的血液进行溶质和水分的交换以达到清除体内代谢废物和过多水分目的的一种治疗方法。

03.201 血液净化 hemopurification
将患者的血液引出体外，并通过净化装置，去除血液中的致病物质和代谢废物，使血液得以净化和达到治疗疾病目的的过程。

03.202 连续性肾脏替代治疗 continuous renal replacement therapy, CRRT
又称"连续性血液净化"。每天连续24h或接近24h的一种连续性血液净化疗法。用来替代受损的肾脏功能。

03.203 自由水清除率 free water clearance
为维持尿液与血浆等渗的状态，单位时间内必须从尿中除去或加入无溶质的水（自由水）的量。是定量肾排水能力的指标。

03.204 肌酐清除率 creatinine clearance
肾脏在单位时间内清除血浆中肌酐的能力。通常以每分钟能清除多少毫升血浆中的肌酐来表示，并以标准体表面积纠正。临床用来估计肾小球滤过率。

03.06 烧伤后脑、肠道损伤及其他脏器和系统损伤

03.205 脑充血 encephalemia
脑部血管内血液含量增多。可分为动脉性充血和静脉性充血两类。局部组织动脉输入血量增多，以致动脉血管内含血量增多，称为动脉性充血；由于静脉回流受阻，局部组织毛细血管和小静脉内含血量增多，称为静脉性充血。

03.206 脑水肿 cerebral edema, encephaledema, brain edema
当循环于脑室的脑脊液因通路被出血阻碍无法顺流，液压升高使得脑组织膨胀，压迫到脑部引起的脑部功能障碍。是导致颅内压升高的一个重要原因，许多病理过程如缺氧、创伤、梗死、炎症、肿瘤、中毒等均可伴发。

03.207 脑出血 cerebral hemorrhage
又称"脑溢血"。非外伤性脑实质内的自发性出血。病因众多，发病机制复杂。80%以上由高血压性脑内细小动脉病变引起。

03.208 脑脓肿 brain abscess, encephalopyosis, pyencephalus
细菌、真菌或寄生虫等病原体侵入脑实质引起化脓性炎症，继而形成的脓肿。脑实质内形成脓腔，临床表现为颅内压增高、局部定位体征和感染性症状。可在任何年龄发生，以儿童和青壮年多见。

03.209 脑疝 brain hernia
当颅腔内某一分腔有占位性病变时，该分腔的压力比邻近分腔的压力高，脑组织从高压

区向低压区移位，导致脑组织、血管及脑神经等重要组织结构受压及移位，从而引起的一系列临床综合征。

03.210　血脑屏障　blood brain barrier
血液和脑组织之间的屏障结构。由连续毛细血管内皮（细胞之间有紧密连接）、完整的基底膜和神经胶质细胞突起形成的胶质界膜组成。

03.211　食管炎　oesophagitis
食管黏膜浅层或深层组织由于受到不正常的刺激，黏膜发生水肿和充血而引发的炎症。可分为原发性与继发性食管炎。其症状主要以吞咽疼痛、困难，心口灼热及胸骨后疼痛居多，严重时可引起食管痉挛及食管狭窄。

03.212　食管黏膜角化　oesophageal mucosa keratosis
上皮层角化过度并有不同程度的角化不良。棘细胞层增厚，棘细胞内外广泛性水肿致成细胞内联系断裂，真皮有轻度炎症细胞浸润，在整个食管有弥漫性白斑，大体观察呈白色树皮状，累及整个食管。或散在性白斑呈斑片或斑块。内镜检查可见食管黏膜全部发白或散在性白色斑块，高出或略高于正常黏膜。白斑之间为正常的黏膜。

03.213　食管黏膜出血　oesophageal mucosa hemorrhage
各种原因所致的食管黏膜血管破裂出血。

03.214　胃黏膜充血　gastric mucosal hyperaemia
各种原因引起的胃黏膜动脉输入血量增加所致的黏膜局部血液含量增加。

03.215　胃黏膜出血　gastric mucosal hemorrhage
各种原因所致的胃黏膜血管破裂出血。

03.216　胃黏膜糜烂　gastric mucosal erosion
胃黏膜局限性黏膜缺失，病变局限于胃黏膜下层。

03.217　应激性溃疡　stress ulcer
多发性外伤、严重全身性感染、大面积烧伤、休克、多器官功能衰竭等严重应激时发生的急性胃黏膜病变。是上消化道出血常见原因之一。其病灶有四大特点：①急性病变在应激情况下产生；②呈多发性；③病变散布在胃体及胃底含壁细胞的泌酸部位，胃窦部少见，仅在病情发展或恶化时才偶尔累及胃窦部；④不伴有高胃酸分泌。

03.218　胃穿孔　gastric perforation
病理原因致胃（十二指肠）壁穿通，内容物进入腹腔的病理改变。穿孔的类型主要取决于病变的部位、发展进程与周围组织器官。常因消化液入腹引起化学性腹膜炎。

03.219　肠系膜上动脉综合征　superior mesentery artery syndrome, SMAS
又称"良性十二指肠淤滞症"。肠系膜上动脉与腹主动脉之间角度变锐或从腹主动脉分出的部位过低，压迫十二指肠而引起的十二指肠机械性梗阻。多见于体型瘦长的中青年女性，以及体重快速下降、长期卧床或有脊柱前突的患者。起病缓慢，反复发作，典型者表现为餐后上腹部胀痛或绞痛，有时疼痛可位于右上腹、脐上甚至后背部，常于进食后2~3h发作，俯卧位或胸膝位可以减轻、缓解症状。

03.220　肠充血　congestion of intestine
各种原因引起的肠道黏膜动脉输入血量增加所导致的黏膜局部血液含量增加。

**03.221　肠出血　enterorrhagia, intestinal hem-

orrhage, intestinal bleeding
各种病因所致肠道血管破裂引起的出血。

03.222 肠穿孔 intestinal perforation
各种病因所致穿透肠道黏膜肌层、浆膜层，最后穿透肠道全层的病理状态。

03.223 肠黏膜屏障 intestinal mucosal barrier
机体屏障系统的重要组成部分，由肠黏膜机械屏障、化学屏障、生物屏障和免疫屏障组成的肠道屏障系统。各自具有不同的结构、不同的分子调控机制和不同的生物学功能，同时又通过各自的信号通路有机地结合在一起，共同防御外来抗原物质对机体的侵袭。

03.224 细菌移位 bacterial translocation
细菌从肠腔内穿过肠黏膜屏障进入血液循环和淋巴系统，定植于肠道外其他组织（如肠系膜淋巴结、肝、脾及血液等）的过程。

03.225 内毒素移位 endotoxic translocation
肠道内毒素穿过肠黏膜屏障进入血液循环，到达肠道外其他组织（如肠系膜淋巴结、肝、脾及血液等）的过程。常伴随细菌移位。

03.226 猩红热样葡萄球菌感染 scarlatiniform staphylococcal infection
由金黄色葡萄球菌红疹毒素引起的感染。表现为高热、猩红热样皮疹、中毒等症状。创面感染加重，有"虫蛀样"表现，白细胞数上升，咽部未发现乙型链球菌，创面培养有致病性金黄色葡萄球菌生长。

03.227 红疹毒素 dick toxin, elythrogenic toxin, scarlatinal toxin
金黄色葡萄球菌的一种外毒素。能够使新生鼠产生皮肤剥脱，是猩红热样葡萄球菌感染的致病因子。

03.228 肠黏膜屏障损伤 mucosa barrier damage
大面积烧伤后 1~2h 即可出现的肠道黏膜萎缩、屏障破坏的损伤。可致肠道内细菌菌群失调、内毒素移位及免疫功能抑制。若处理不及时或处理不当，细菌进入门静脉系统，血行播散，引起肠源性感染，其中肠道缺血缺氧是其直接原因。

03.229 肝功能减退 hypohepatia, hypofunction of liver
各种原因导致的肝脏生理功能减退。主要表现为全身症状、消化道症状、内分泌症状、出血及贫血。

03.230 肝功能障碍 liver dysfunction, hepatic dysfunction, hepatic function dysfunction
肝脏受到某些致病因素的损害引起的肝脏形态结构的破坏（变性、坏死、肝硬化）和肝功能异常。但由于肝脏具有强大的储备能力和再生能力，轻度的损害一般不会使之发生明显的功能异常。

03.231 肝功能不全 hepatic insufficiency
比较严重且广泛的损害（一次或长期反复损害）引起的肝功能异常。有明显的物质代谢障碍、解毒功能降低、胆汁形成和排泄障碍及出血倾向等病理现象。

03.232 肝[功能]衰竭 hepatic failure
当严重肝功能损害时，不能消除血液中有毒的代谢产物或物质代谢平衡失调引起的中枢神经系统功能紊乱（肝性脑病）的症状。

03.233 非黄疸型肝功能不全 nonicteric hepatic insufficiency
各种病因引起的肝功能不全所致的不伴有黄疸的肝功能不全。患者血清中胆红素始终正常，但谷丙转氨酶可升高或明显升高。

03.234 黄疸型肝功能不全 icteric hepatic insufficiency
由于肝细胞破坏、肝组织破坏重构、胆小管阻塞，导致血中结合胆红素与非结合胆红素均增高，所引起的皮肤、黏膜和眼球巩膜等部分发黄，并同时存在肝功能不全的临床现象。

03.235 肝细胞性黄疸 hepatocellular jaundice
由于肝细胞的损伤致肝细胞对胆红素的摄取、结合及排泄功能下降，因而血中的非结合胆红素增加，而未受损的肝细胞仍能将非结合胆红素转变为结合胆红素，结合胆红素一部分经毛细胆管从胆道排泄，一部分经已损害或破坏的肝细胞反流入血；也可因肝细胞肿胀、汇管区渗出性病变与水肿以及小胆管内的胆栓形成使胆汁排泄受阻，而反流进入血循环中，致血中结合胆红素增加而出现黄疸。

03.236 肝细胞脂肪变 hepatic cell fatty degeneration, hepatocyte fatty degeneration
中性脂肪（即甘油三酯）蓄积于肝细胞的细胞质中的现象。常见原因主要为肝细胞的细胞质脂肪酸增多、甘油三酯合成增多、脂蛋白和载脂蛋白合成减少。

03.237 肝细胞坏死 hepatocyte necrosis
各种原因引起的肝细胞完整性被破坏，胞质膜破裂最后导致细胞溶解，胞内细胞器死亡、胞质液中酶类释出。

03.238 肝细胞色素沉着 hepatocyte hyperpigmentation
各种原因引起的肝细胞内含可染性铁的血色素、胆色素、糖原、类脂质、磷脂、脂褐素、铜结合蛋白、铁等物质的过度堆积和沉着。

03.239 肝炎 hepatitis
各种致病因素所致的肝脏实质细胞的急性或慢性炎症。

03.240 肝硬化 liver cirrhosis, LC
一种常见的由不同病因引起的慢性、进行性、弥漫性肝病。是在肝细胞广泛变性和坏死的基础上产生肝脏纤维组织弥漫性增生，并形成再生结节和假小叶，导致肝小叶正常结构和血管解剖破坏的病症。病变逐渐进展，晚期出现肝衰竭、门静脉高压和多种并发症，死亡率高。

03.241 非结石性胆囊炎 acalculous cholecystitis
身体受到严重创伤、大面积烧伤、多发性骨折或大手术后，由于血容量不足、血管痉挛及血流迟缓等，胆囊动脉可有血栓形成，使胆囊壁发生缺血及坏死，并继发胆囊感染，但胆囊内并不形成结石。

03.242 胆囊扩张 cholecystectasia
胆囊流出通道阻塞引起的胆囊内液体潴留导致胆囊体积增大的病理表现。

03.243 胆囊周围脓肿 pericholecystic abscess
各种病因所致的胆囊周围组织的化脓性炎症。

03.244 胆管阻塞 biliary obstruction
由于肿瘤、结石、外伤瘢痕等因素所致的胆管阻塞。

03.245 胆汁淤积 cholestasis
胆道阻塞后胆汁不能排出的病理表现。

03.246 烧伤后胰腺炎 postburn pancreatitis
烧伤后由于休克、缺血缺氧、细胞变性或合并败血症而致的胰腺炎症反应。

03.247 烧伤后脾感染 postburn splenic infection

烧伤后的急性脾大。是在烧伤基础上继发感染的表现，属于脾感染，以红髓充血特别显著、红髓中中性粒细胞浸润甚少为特点。

03.248 化脓性骨髓炎 suppurative osteomyelitis

各种感染因素造成的骨膜、骨质和骨髓的炎症。以病程长短分为急性和慢性两种，急性骨髓炎以骨质吸收、破坏为主，慢性骨髓炎以死骨形成和新生骨形成为主。最常见致病菌是金黄色葡萄球菌（占75%以上）和溶血性链球菌（约占10%）。

03.249 关节炎 arthritis

由炎症、感染、创伤或其他因素引起的关节炎性病变。主要特征是关节红、肿、热、痛和功能障碍。

03.250 骨质疏松[症] osteoporosis

又称"骨质缺乏症"。各种原因引起的骨形成减少和/或骨吸收增强所导致的骨小梁数量绝对值减少。而骨小梁的结构及骨基质的钙化均正常。可分为局限性骨质疏松和全身性骨质疏松两种。

03.251 关节软骨溶解 chondrolysis of joint

各种病因所致的关节软骨组织的破坏。

03.252 骨疣 exostosis

发生在足跟、骨头或骨间的赘生物。最常发生于必须承受身体重量的关节部位，如脊柱、膝及踝关节等处。

03.253 骨骺增大 osteoepiphysis hypertrophy

骨骺组织的异常生长或正常生长导致的体积增大。

03.254 骨干延长 diaphysis lengthening

生理或病理状态下成骨细胞大量增生、合成并分泌骨基质使得骨干的内外两层形成新的骨质并延伸。

03.255 关节异常骨化 abnormal ossification of joint

关节周围的肌腱、韧带腱膜及骨骼肌的胶原性支持组织等软组织中出现具有正常骨结构的骨组织，即成熟的板状骨结构。

03.256 关节异常钙化 abnormal calcification of joint

关节及其周围的软组织结构内出现矿物化或石灰样沉积。

03.257 烧伤后关节僵硬 postburn ankylosis

烧伤后瘢痕挛缩限制活动、骨质代谢异常等原因引起的关节主动和被动活动度及活动能力下降，以及关节疼痛、发紧感等症状。

03.258 烧伤后肌肉萎缩 postburn muscle atrophy

烧伤后由于瘢痕等原因导致肢体活动减少，引起横纹肌营养不良，肌肉体积较正常缩小，肌纤维变细甚至消失的症状。肌肉营养状况除与肌肉组织本身的病理变化有关外，更与神经系统有密切关系。

03.259 烧伤后肌腱粘连 postburn adhesion of tendon

烧伤后瘢痕牵拉、关节活动度下降、肌肉萎缩等原因所致肌腱短缩、粘连，可导致严重的功能障碍和畸形。

03.260 烧伤后骨赘病 postburn osteophytosis

烧伤晚期出现的椎骨边缘或关节边缘、关节面及骨突处骨小梁增多和骨密度增高的症状。与皮肤烧伤后维生素D合成障碍、骨质代谢异常有关。

03.07 烧伤后血管内皮细胞损伤

03.261 血管内皮细胞 vascular endothelial cell, VEC

连续被覆在全身血管内膜的一层细胞。是血液和组织的屏障。

03.262 血管内皮细胞损伤 vascular endothelial cell injury

由于缺血/再灌注损伤和急性全身性炎症反应造成的血管内皮细胞功能受损。最常见的形态学变化是内皮细胞有大量绒毛，严重者可见伪足增多、明显突向管腔；细胞由扁平变为圆形，甚至细胞相互分离；质膜轮廓不清，甚至缺损，细胞与基膜分离，甚至脱落；细胞核由扁圆变为圆形，甚至核空泡、核固缩等。可以导致内皮细胞的凝血调控、对血管紧张度的调节、对血管通透性的整合及调节白细胞的黏附和播散等功能发生障碍。

03.263 血管通透性 vascular permeability

物质透过血管壁的能力。血管壁主要由一层内皮细胞和基膜组成。内皮细胞的孔能透过液体和大分子物质；胞饮小泡能输送液体；细胞间隙则因间隙宽度和细胞连接紧密程度的差别，其通透性有所不同。基膜能透过较小的分子，但会阻挡一些大分子物质，如蛋白质。另外一些物质，如 O_2、CO_2 和脂溶性物质等，可直接透过内皮细胞的胞膜和胞质。

03.264 微血管通透性 microvascular permeability

微血管壁允许小分子物质透过的能力。微血管是微循环的主要血管，包括毛细血管、微动脉、微静脉。微血管的基本结构有内皮细胞、基底膜、外周细胞和平滑肌细胞。微血管通透途径主要是内皮细胞，细胞间隙，胞饮小泡，细胞间的窗、孔等间隙。

03.265 血管通透性增高 increase of vascular permeability

血管壁允许小分子物质透过能力增加的现象。原因有血管内皮细胞受损、收缩、溶解和脱落，内皮细胞骨架与连接重组，内皮脱落等，使血管内皮细胞结构发生变化。

03.266 内皮素 endothelin, ET

具有强烈血管收缩作用的由 21 个氨基酸残基组成的生物活性多肽。除内皮细胞外还可在多种组织合成，具有调节血管张力的作用。

03.267 前列环素 prostacyclin

由含 1 个五元环的二十碳不饱和脂肪酸衍生而来的一组生物活性物质。按双键位置、个数或羟基位置、有无内过氧化结构等，分为 PGA～PGI 九类。有降低血压、平滑肌收缩、调节炎症反应、促进血凝、免疫应答和对抗其他激素的作用。

03.268 花生四烯酸 arachidonic acid

一种不饱和脂肪酸，其中含有 4 个碳–碳双键和 1 个碳–氧双键。是人体必需脂肪酸，为前列腺素合成的前体，也为白三烯等提供原料。

03.269 血栓烷 A_2 thromboxane A_2

激活的血小板膜中的花生四烯酸游离出来，在不同酶的作用下形成的代谢产物。是迄今已知的最强的致血小板聚集剂。

03.270 环氧合酶 cyclooxygenase, COX

花生四烯酸代谢的限速酶。具有环氧合酶和过氧化物酶功能的双重酶。目前有两种亚型，即 COX-1 和 COX-2，其中 COX-2 是一种诱导酶，在组织损伤、炎症等情况下表达增强。COX-2 与肿瘤的发生发展、肿瘤新生血管的形成以及肿瘤的转移有密切关系。

03.271　凝血调节蛋白　thrombomodulin, TM
血管内皮细胞膜上的凝血酶受体之一。与凝血酶结合后可降低凝血酶的凝血活性，而加强其激活蛋白 C 的活性，由于被激活的蛋白 C 具有抗凝作用，因此凝血调节蛋白是使凝血酶由促凝转向抗凝的重要的血管内凝血抑制因子。

03.272　血小板活化因子　platelet activating factor, PAF
一种强效生物活性磷脂。由白细胞、血小板、内皮细胞、肺、肝和肾等多种细胞和器官产生。通过与靶细胞膜上的受体结合而发挥作用，可引起血小板凝集、中性粒细胞聚集和释放，产生大量活性氧、白三烯等炎性介质。

04. 特殊类型烧伤

04.01　吸入性损伤

04.001　吸入性损伤　inhalation injury
热力和/或烟雾引起的呼吸道甚至肺实质的损伤。热力引起的损伤为物理性损伤，常因吸入蒸汽、高热空气等引起；烟雾引起的损伤主要为化学性损伤。烟雾的危害更重于热力，损害也不仅限于呼吸道，且可能有全身中毒。

04.002　轻度吸入性损伤　mild inhalation injury
病变限于口、鼻腔和咽部的吸入性损伤。临床可见含炭粒的痰液，鼻毛烧焦，口腔黏膜红肿，时有水疱，咽部发红，舌或咽部可因炭屑沉着而发黑，呼吸略快，喉部常有轻微疼痛和干燥感觉，或喉部发痒、干咳，一般没有声嘶，无呼吸困难。

04.003　中度吸入性损伤　moderate inhalation injury
病变主要累及喉和气管的吸入性损伤。除可见轻度吸入性损伤的临床表现外，常有声嘶，刺激性咳嗽，咳含炭粒的痰和上呼吸道梗阻症状，有时可咳出脱落的坏死黏膜，呼吸声音粗糙；若并发上气道梗阻，吸气困难呈高调鸡鸣声，可闻及湍流或喘鸣声，偶可听到干啰音。胸部 X 线检查多正常，纤维支气管镜检查可见咽喉声带上部及声带水肿，气管黏膜充血、水肿，出血点甚至溃烂、脱落。

04.004　重度吸入性损伤　severe inhalation injury
病变可达支气管、细支气管甚至深达肺泡的吸入性损伤。除有轻度和中度吸入性损伤的临床征象外，常有广泛支气管痉挛、小气道阻塞和肺水肿，迅速出现严重呼吸窘迫和低氧血症，常见带血丝或血性泡沫痰和脱落坏死黏膜。严重者伤后 1h 胸部 X 线片即可发现肺水肿影像。纤维支气管镜检查可发现细支气管黏膜充血、水肿、出血和溃烂。氙-133 肺扫描多为阳性。血气分析很快发现低氧血症。

04.005　急性上呼吸道梗阻　acute upper airway obstruction, AUAO
支气管以上呼吸道的急性梗阻。吸气和呼气

困难。

04.006 气管狭窄 tracheal stenosis, tracheostenosis
气管管腔的显著缩小现象，多为不可逆转、进行性加重的病变。

04.007 呼吸暂停 apnea
因外界氧气不足或其他气体过多或呼吸系统发生障碍使人体的呼吸过程受阻甚至停止。可致全身各器官组织缺氧，二氧化碳潴留，引起组织细胞代谢障碍、功能紊乱和形态结构损伤。

04.008 喉烧伤 laryngeal burn
由热力因素导致的喉部烧伤。喉黏膜有不同程度的充血、肿胀、水疱形成。部分患者还可见黏膜下点状出血。严重者喉黏膜可呈苍白水肿，也可见黏稠的伪膜样物及炭末附着。伤后12h内，喉黏膜均有进行性水肿，并可见水疱出现。

04.009 喉梗阻 laryngeal obstruction
喉烧伤后导致的呼吸道阻塞。主要原因为会厌水肿，咽喉腔内壁较大水疱形成，喉部易激惹痉挛，以及黏膜和黏膜下水肿。

04.010 充血型喉烧伤 congestive laryngeal burn
临床表现为咽部轻度不适、咽痛，烧伤后12h纤维喉镜检查见喉黏膜充血、轻度肿胀的喉烧伤。伤后24h喉黏膜轻度水肿，黏膜呈粉红色；会厌、杓会厌皱襞偶有小水疱分布；声带呈粉白色，运动好，声门开闭好，声门裂为三角形，两声带夹角为20°~30°。此型不易发生喉梗阻。

04.011 水肿型喉烧伤 edematous laryngeal burn
临床表现为咽堵、音调变化、吞咽不畅、呛咳等的喉烧伤。伤后12h纤维喉镜检查见喉黏膜弥漫性充血或点状出血；黏膜水肿，喉咽腔内壁有水疱；24h见喉黏膜粉白或苍白色水肿，有大小不等的水疱；会厌呈球状，抬举不好；声带假声带肿如柱状，运动受限，双披裂水肿，掩盖梨状窝部分及声门后方，声门裂变窄呈尖锐夹角（10°~20°）；分泌物增多，痰中偶有炭末。此型有发生喉梗阻的危险。

04.012 阻塞型喉烧伤 obstructive laryngeal burn
临床表现为憋气、音哑、呛咳、不能平卧、唾液较多、呼吸急促、喉鸣的喉烧伤。伤后12h纤维喉镜检查见黏膜苍白或黄白、肿胀，有较多黏稠分泌物，有炭末附着；此后水肿迅速加重，也可见大小不等的水疱；喉腔内有较多黑色炭末、分泌物及伪膜，喉的正常解剖标志难以分辨，会厌不活动，声带运动受限；表现为咽喉组织僵硬、无弹性，呼吸时隐约可见声门呈小孔洞样。此型均有喉梗阻存在。

04.013 烟雾 smoke
物质燃烧所产生的有害化学物质所形成的雾状物。

04.014 一氧化碳中毒 carbon monoxide poisoning
含碳物质燃烧不完全时产生的一氧化碳经呼吸道吸入引起的中毒。中毒机理是一氧化碳与血红蛋白的亲和力比氧与血红蛋白的亲和力高200~300倍，因此一氧化碳极易与血红蛋白结合，形成碳氧血红蛋白，使血红蛋白丧失携氧的能力和作用，造成组织窒息。空气中混有少量的一氧化碳（大于30mg/m^3）即可引起中毒。对全身的组织细胞均有毒性作用，尤其对大脑皮质的影响最为严重。

04.015 一氧化碳血红蛋白 carboxyhemo-

globin, carbon monoxide hemoglobin
血红蛋白与一氧化碳的结合物。用 HbCO 表示。一氧化碳与血红蛋白的亲和力比氧气高约 210 倍，故一氧化碳中毒会导致严重缺氧。

04.016 反流性误吸 regurgitating aspiration
胃液反流直接灌入气道所致吸入性化学性损伤。易引发肺部感染。

04.017 支气管息肉 endotracheal polyp
气管或支气管内息肉样的黏膜病变。活检结果为脓性肉芽肿，这是由气道烧伤后肉芽过度增生所致。

04.018 声音嘶哑 hoarseness
喉部（特别是声带）病变导致发音出现毛、沙、哑、嘶等症状。

04.019 克利 B 线 Kerley B-line
由于肺间质水肿引起小叶间隔增宽，在两肺下野外侧形成的水平线状影。常位于两下肺野的外带，以肋膈角区较常见，为与胸膜相连并与之垂直，长 2~3cm、宽 1~3mm 的水平线影。

04.020 支气管袖口征 peribronchial cuff sign
支气管轴位投影可见管壁环形厚度增宽、边缘模糊的影像学表现。

04.021 支气管镜检查 bronchoscopy
利用支气管镜经口腔、咽喉到气管、支气管，直接诊断和治疗气管及支气管疾病的诊疗技术。

04.022 纤维支气管镜检查 bronchofibroscopy
应用纤维支气管镜在直视下对纤维支气管镜所能到达的气管、支气管和细支气管进行的检查。

04.023 氙-133-氙气肺动态显像 ^{133}Xe pulmonary dynamic imaging
使用放射性气体氙-133 进行的肺灌注–通气动态显像。包括静脉注射氙-133 生理盐水后动态采集肺血液灌注图像，在屏气状态下采集氙-133 从血内弥散入肺的气体分布像，以及在正常呼吸状态下观察氙-133 从肺内清除的均匀性和速率。目前已经很少应用。

04.024 肺功能检查 pulmonary function test
采用一系列方法检测肺的气体交换功能。包括肺容量测定，肺通气功能测定，通气、血流在肺内分布及通气血流比例测定，气体弥散、肺顺应性、气道阻力、小气道功能等的测定，以及运动试验、动脉血气分析等。

04.025 通气血流比例 ventilation perfusion ratio
肺泡通气量与肺血流量的比值。两者关系是影响气体交换的主要因素。静息状态下，成人每分钟肺泡通气量约 4L，肺循环血量约 5L，即通气血流比例为 0.8，以此作为评价肺气体交换效率的标准。

04.026 体外膜氧合 extracorporeal membrane oxygenation, ECMO
体内的静脉血引出体外，经过特殊材质人工心肺旁路氧合后注入患者动脉或静脉系统，起到部分心肺替代作用，可维持人体脏器组织氧合血供的技术。

04.027 肺泡表面活性物质替代治疗 pulmonary surfactant replacement
用外源性肺泡表面活性物质补充治疗肺泡表面活性物质缺乏和/或变性的方法。

04.028 肺复张方法 recruitment maneuver, RM
在限定时间内，通过维持高于常规潮气量的容量，使尽可能多的肺单位产生最大的生理膨胀，以尽可能实现所有肺单位完全复张的方法。目前应用于临床的方法主要包括高频通气、高水平呼气末正压通气（PEEP）、控制性高平台压和间断大潮气通气等，在促进肺泡复张、进行控制性肺开放、改善通气血流比例、改善氧合等方面具有积极意义。

04.029　气管内插管　endotracheal intubation
通过口腔或鼻腔将气管导管插入患者气管内的操作方法。是一种气管内麻醉和抢救技术，也是保持上呼吸道通畅的最可靠手段。

04.030　气道清除　airway clearance
利用物理方法将气道内的分泌物、脱落物及吸入物等阻塞物清除的操作方法。如负压吸引和气道灌洗等。

04.031　人工气道　artificial airway
为保证气道通畅而在生理气道与空气或其他气源之间建立的有效连接。

04.032　湿化疗法　humidity therapy
应用湿化器或雾化器将溶液或水分散成细小微粒，使其悬浮于气体中吸入，使呼吸道和肺吸入含足够水分的气体，以达到湿润气道黏膜、稀释痰液、保持黏膜细胞纤毛正常运动的一种物理疗法。

04.033　支气管肺泡灌洗　bronchoalveolar lavage
通过纤维支气管镜向肺内注入生理盐水做肺段或亚肺段灌洗，收集肺泡表面的黏液，检查其细胞成分和可溶性物质的一种方法。

04.034　支气管肺泡灌洗液　bronchoalveolar lavage fluid, BALF
通过支气管肺泡灌洗收集的肺泡内衬液。

04.035　机械通气　mechanical ventilation
通过建立气道口与肺泡间的压力差，改善或维持通气和换气功能，纠正低氧血症和高碳酸血症及其导致的病理生理和代谢改变的一种呼吸支持技术。

04.036　辅助机械通气　assistant mechanical ventilation, AMV
在患者自主呼吸存在的状态下，由呼吸机辅助或增强患者自主呼吸的技术。

04.037　同步间歇指令通气　synchronized intermittent mandatory ventilation, SIMV
自主呼吸和控制通气的结合。其特点是自主呼吸的频率和潮气量由患者自己控制，间隔一定时间（取决于预设的频率）给予一次控制通气（可同步），这样既保证了患者的有效通气量，同时也有利于呼吸肌的锻炼，常用于有一定自主呼吸能力的呼吸衰竭患者及机械通气的脱机过程。

04.038　呼气末正压通气　positive end expiratory pressure, PEEP
吸气由患者自发或呼吸机产生，而呼气末借助于呼吸机上的装置使气道压力高于大气压的机械通气。可增加呼气末肺容量，防止呼气期肺泡萎陷，改善肺顺应性，提高氧合，并利于肺水肿和炎症的消退。

04.039　持续气道正压通气　continuous positive airway pressure, CPAP
患者存在自主呼吸的基础上，在吸气期和呼气期，由呼吸机向气道内输送一恒定正压气流，正压气流大于吸气气流，使气道在整个呼吸周期均保持正压的机械通气。其优点是吸气省力，患者感觉舒适；同时，气道正压可起到呼气末正压的作用，可防止小气道的闭合和肺泡萎陷。

04.040　反比通气　inversed ratio ventilation

即机械通气吸气（I）与呼气（E）的时间比≥1:1的通气模式。其作用是由于吸气时间延长，在较低吸气峰压时能保持较高的平均气道压，增加功能残气量，防止肺泡萎陷，有利于氧合。

04.041　高频通气　high frequency ventilation
使用高频率和低潮气量来支持有效呼吸的通气方式。频率范围为每分钟60~120次，潮气量接近或略低于解剖无效腔量。其优点是气道内压低，不影响血流动力，不与自主呼吸对抗，能维持较高的动脉血氧分压和正常的动脉血二氧化碳分压。

04.042　保护性通气　protective ventilation
在满足患者基本氧合的前提下，采用小潮气通气和允许性高二氧化碳血症的治疗方式。对防止因大潮气通气导致的肺气压伤具有积极的意义，根据患者病情的特点选择适当水平的小潮气通气对防止容积伤和平台压过高引起的气压伤具有积极的意义。

04.043　液体通气　liquid ventilation
向气管内滴入全氟碳液，使之完全或部分代替空气进行呼吸的通气模式。

04.044　部分液体通气　partial liquid ventilation
在常规机械通气基础上，经气管向肺内注入相当于功能残气量的全氟碳化合物，以消除肺泡内气液界面，并通过重力作用，促进肺基底区萎陷肺泡复张，提高肺泡氧降梯度，增加氧弥散面积，促进氧合，提高肺顺应性的通气模式。

04.045　氧中毒　oxygen intoxication
由于吸入气氧分压（PiO_2）过高，即PiO_2>50.7kPa（380mmHg），而出现的对机体组织与细胞的毒性作用。

04.046　高碳酸血症　hypercapnia
各种原因使体内二氧化碳潴留，动脉血二氧化碳分压（$PaCO_2$）>6.65kPa（50mmHg）的病理生理状态。多见于肺泡通气量的原发性减退和代偿性代谢性碱中毒。

04.047　允许性高碳酸血症　permissive hypercapnia
采用小潮气量、低每分通气量，容许有一定程度的$PaCO_2$升高的症状。有利于低氧血症的纠正。一般$PaCO_2$不高于10.6kPa（80mmHg），pH值不低于7.20，若pH值过低可补以碱剂。

04.048　机械通气相关性肺损伤　ventilation-associated lung injury
又称"呼吸机相关性肺损伤"。机械通气对正常肺组织的损伤或使病变肺组织的损伤进一步加重的现象。是机械通气引起的跨肺压、剪应力增大，以及继发性生物学变化、氧中毒等共同作用的结果。包括肺泡外气体、弥漫性肺损伤和弥漫性肺纤维化、系统性气栓塞四种基本类型。

04.049　肺气压伤　lung barotrauma, pulmonary hyperbaric injury
由于正压机械通气时肺泡内气压明显升高，导致肺泡壁和脏层胸膜破裂而出现肺间质气肿、气胸、纵隔气肿、皮下气肿等症状。胸部X线片上有肺间质气肿征象，发生率0.5%~39%。气压伤的发生主要与气道峰压和肺组织情况有关，当气道峰压超过3.9kPa（40cmH_2O）时易引起气压伤，在慢性阻塞性肺疾病、肺炎等伴肺组织毁损的疾病中比较容易出现气压伤。

04.02　特殊原因和特殊部位烧伤

04.050　电损伤　electrical injury
由于人体接触电源，一定量的电流通过人体而造成的机体损伤和功能障碍。

04.051　电烧伤　electrical burn
由于交流电引起的电热效应，造成人体皮肤、皮下组织及深层肌肉、血管、神经、骨关节及内脏等组织广泛的深层烧伤。包括电弧烧伤及电接触烧伤。

04.052　电击伤　electric shock injury
人体无保护地接触电源，或高压电经过空气或其他导电介质通过人体时引起的组织损伤和功能障碍。重者还可引起灼伤，发生心跳和呼吸骤停。包括闪电（雷击）电击伤和电接触烧伤。

04.053　电接触烧伤　electrical contact burn
人体与电源直接接触后电流进入人体，电能在人体内转变为热能而造成大量深部组织，如肌肉、血管、神经、内脏和骨骼等的损伤。在体表电流的出入口处可形成深度的烧伤创面。

04.054　电弧　electric arc
两电极间的空气在电力作用下解离成等离子，电流通过等离子导通并且发生强光和热的现象。

04.055　电弧烧伤　electric arcing burn
由电弧导致的热力烧伤。以浅度烧伤为主，多发生在身体暴露部位。

04.056　高压电烧伤　high voltage electrical burn
1000V 以上电压导致的电烧伤。

04.057　低压电烧伤　low voltage electrical burn
1000V 以下电压导致的电烧伤。

04.058　电休克　electric shock
人体触电后，神经系统受到强烈刺激，一定强度的电流通过脑部，大脑皮层广泛性异常放电，导致机体出现的一系列病理生理变化。如出现晕厥、神志丧失、全身抽搐，甚至呼吸、心脏搏动暂停等症状，造成休克样表现。

04.059　血管电损伤　vascular electrical injury
一定强度的电流通过机体时，沿电阻小的血管运行可导致血管壁损害，激发细胞释放凝血因子，造成血细胞凝集和血栓形成，并可引起肌肉的进行性坏死。

04.060　化学烧伤　chemical burn
由物质的化学作用，主要是细胞脱水和蛋白质变性导致的局部组织损伤。被吸收后可发生全身性中毒症状。其损害程度与化学药品的性质、剂量、浓度、物理状态（固态、液态及气态）、接触时间和接触面积，以及急救措施等有着密切的关系。

04.061　磷烧伤　phosphorus burn
一种由磷颗粒燃烧造成的特殊化学烧伤。磷颗粒暴露在空气中，在体表燃烧时释放出大量热量，持续性热力直接造成局部皮肤损伤加重加深。磷还可由局部创面和/或呼吸道黏膜吸收，造成全身中毒和肝肾等主要脏器损害。

04.062　白磷　white phosphorus
磷的一种同素异形体。分子是由四个磷原子构成的正四面体。为白色蜡状固体，遇光会逐渐变为淡黄色晶体，有大蒜的气味，有毒。

着火点很低，能自燃，在空气中发光。

04.063 高磷血症 hyperphosphatemia
成人血清磷高于 1.61mmol/L，儿童高于 1.90mmol/L 引起的磷代谢紊乱。通常并无显著临床症状，可引起继发性甲状旁腺功能亢进、维生素 D 代谢障碍、肾性骨病、血管钙化等并发症。

04.064 低磷血症 hypophosphatemia
血清磷低于 0.96mmol/L 引起的磷代谢紊乱。表现为溶血、倦怠、软弱及惊厥。

04.065 全身性磷中毒 systemic phosphorus poisoning
磷以烟雾或磷酸等方式，通过穿透创面和/或呼吸道黏膜，并经深部组织吸收和迅速弥散，导致肝肾等主要脏器损伤的临床综合征。

04.066 酸烧伤 acid burn
由酸性化学物质引起的烧伤。较常见的为强酸（硫酸、盐酸、硝酸）烧伤。其共同特点是使组织蛋白凝固而坏死，能使组织脱水，不形成水疱，皮革样痂皮，一般不向深部侵蚀，但脱痂时间延缓。

04.067 盐酸烧伤 hydrochloric acid burn
与盐酸接触后导致的烧伤。

04.068 硫酸烧伤 sulfuric acid burn
与硫酸接触后导致的烧伤。

04.069 硝酸烧伤 nitric acid burn
与硝酸接触后导致的烧伤。

04.070 氢氟酸烧伤 hydrofluoric acid burn
与氢氟酸接触后导致的烧伤。皮肤与氢氟酸接触后，氟离子不断解离而渗透到深层组织，溶解细胞膜，造成深部组织液化坏死、骨骼脱钙和迟发性深部组织剧痛。皮肤接触后立即用大量流水长时间彻底冲洗，尽快稀释和冲去氢氟酸，创面可外用钙剂并采用 10%葡萄糖酸钙局部注射，可中和氟离子，显著减轻疼痛，手术治疗是根本性的治疗措施。

04.071 铬酸烧伤 chromic acid burn
铬酸及其盐类的溶液、蒸气、粉尘接触皮肤后引起的烧伤。烧伤局部疼痛，呈黄色，形成不易愈合的溃疡。中毒症状为头昏、进行性呼吸困难、发绀、烦躁至昏迷等缺氧和肾功能损害症状。伤后应立即用大量清水冲洗局部，除去疱皮，湿敷 5%硫代硫酸钠或 5%枸橼酸钠，深度创面早期切痂植皮。

04.072 石炭酸烧伤 carbolic acid burn, phenol burn
与石炭酸接触后导致的烧伤。

04.073 氢氰酸烧伤 hydrocyanic acid burn
与氢氰酸接触后导致的烧伤。

04.074 碱烧伤 alkali burn
由碱性化学物质引起的烧伤。强碱如氢氧化钠、氢氧化钾等也可使组织脱水；但与组织蛋白结合成复合物后，能皂化脂肪组织，皂化时可产热，继续损伤组织，创面可扩大、加深，愈合慢。

04.075 苛性碱烧伤 caustic alkali burn
与氢氧化钠或氢氧化钾接触后导致的烧伤。

04.076 氢氧化钠烧伤 sodium hydroxide burn
与氢氧化钠接触后导致的烧伤。

04.077 石灰烧伤 lime burn
氧化钙（生石灰）与水生成氢氧化钙（熟石灰），并放出大量的热导致的烧伤。

04.078 氨水烧伤 aqueous ammonia burn
与氨水接触后导致的烧伤,或者氨水挥发释放,氨吸入后发生的喉痉挛、喉头水肿、肺水肿等吸入性损伤。

04.079 镁烧伤 magnesium burn
金属镁在空气中燃烧产生近 2000℃ 的高温引起的热力烧伤。常在创面上形成大小不等、不断扩展、难以治愈的潜行性溃疡。

04.080 沥青烧伤 asphalt burn
液体沥青与皮肤接触引起的烧伤。一般属热力致伤作用,无化学致伤作用。

04.081 水泥烧伤 cement burn
水泥中含有的氧化钙、氧化硅等遇水后形成氢氧化钙等碱性物质与皮肤接触后导致的碱烧伤。

04.082 瓦斯爆炸烧伤 gas explosion burn
瓦斯和空气混合后,在一定条件下遇高温热源发生爆炸导致的烧伤。

04.083 汽油烧伤 petrol burn, gasoline burn
汽油燃烧导致的烧伤。汽油浸泡皮肤也可引起化学损伤和中毒。

04.084 芥子气烧伤 mustard gas burn
芥子气与皮肤接触导致的皮肤组织糜烂性损伤。芥子气为化学战剂之一。

04.085 低热烧伤 low temperature burn, low-grade hot burn
由 45℃ 左右温度的热源在局部长时间作用引起的烧伤。与火焰、开水等引起的烧烫伤相比,创面偏深,往往造成深部组织坏死,有的可深达骨质。多发生于婴幼儿和末梢神经感觉不好的患者。

04.086 微波烧伤 microwave burn
机体受到微波外照射后皮肤发生的急性放射性损伤。

04.087 眼睑烧伤 eyelid burn
眼睑部位的烧伤。

04.088 视网膜烧伤 retina burn
又称"眼底烧伤"。在核爆炸或高强度光线照射后,光辐射经过眼屈光系统聚焦到视网膜引起的烧伤。

04.089 电光性眼炎 electric ophthalmia
因眼睛的角膜上皮细胞和结膜吸收大量而强烈的紫外线所引起的急性炎症。可由长时间在冰雪、沙漠、盐田、广阔水面作业或行走时未戴防护眼镜,或太阳、紫外线灯等强烈紫外线的照射而致;电焊、热切割作业时,由于高温电弧光产生强烈紫外线、红外线等,也容易诱发该病。潜伏期 6~8h,两眼突发烧灼感和剧痛,伴畏光、流泪、眼睑痉挛,头痛,眼睑及面部皮肤潮红和灼痛感,眼裂部结膜充血、水肿。

04.090 耳烧伤 auricular burn
耳部的烧伤。

04.091 化脓性耳软骨炎 purulent auricular chondritis
烧伤累及耳软骨,由于局部不清洁,耳郭受压,造成的感染后局灶性软骨坏死性炎症。致使耳郭失去支架作用,最后因瘢痕收缩而发生畸形,影响外观和功能。

04.092 骨烧伤 bone burn
骨组织的烧伤。

04.093 关节烧伤 articular burn
关节部位的烧伤。

04.094 会阴部烧伤 perineal burn

会阴部的烧伤。

04.095 日晒伤 sunburn
又称"日光性皮炎"。由中波紫外线（290~320nm）过度照射引起的局部皮肤急性光敏感反应。其反应强度因光线强度、照射时间、季节、地区、肤色和体质不同而异。表现为暴露部位发生红斑、自觉烧灼感或刺痛，继之肿胀。轻者红斑渐变为暗红，肿胀消退，皮肤细薄脱屑，留轻度色素沉着斑，2~3天内痊愈。严重者出现水疱，双睑、面部水肿，结膜充血，水疱可融合成片，疱破后形成糜烂。部分患者伴发全身不适，如发热、寒战、恶心、头痛，甚至休克等中暑症状。

04.096 日晒红斑 erythema solare, solar erythema
皮肤受到紫外线照射后局部皮肤的急性光毒性反应。临床表现为肉眼可见、边界清晰的斑疹，颜色为淡红、鲜红或深红色，可伴有程度不等的水肿。

04.03 烧伤复合伤

04.097 烧伤复合伤 burn combined injury
同时或相继受到烧伤合并其他不同性质致伤因素作用而发生的两种以上的复合性损伤。

04.098 放射烧伤复合伤 radiation-burn combined injury
简称"放烧复合伤"。既有烧伤和放射损伤各自的临床病理变化，又具有复合后新特点的损伤。主要发生于核武器爆炸、核反应堆等核设施爆炸事故及放射事故。

04.099 核爆炸复合伤 combined injuries from nuclear explosion
原子弹、氢弹、中子弹或氢铀的爆炸对人体的复合性损伤。核武器可通过核素铀-235、钚-239的裂变和氘、锂等的聚变，发射出光辐射（热辐射）、冲击波、核辐射和放射性核沾染四种致伤因素。

04.100 飞石伤 fly-rock injury
剧烈爆炸时，强大的冲击波使地面、环境中的砂石高速飞起打击机体造成的损伤。这种损伤可打击体表，还可传入体壁以至体腔，造成皮下软组织和内脏损伤。

04.101 冲击伤 blast injury, explosive injury
又称"爆震伤"。冲击波直接作用于人体所致的损伤。在冲击波作用下人体内含气组织（如肺、鼓膜、胃肠等）最易损伤，其次是含液器官和实质器官。

04.102 热压伤 hot crush injury
一种热力与挤压的复合伤。多为高温热压机或热滚筒机械所致。不同于一般烧伤，除了局部组织烧伤外，还有挤压伤，故常有骨关节损伤。

04.103 放射性烧伤 radiation burn
由放射性射线（如医用X线、同位素射线、钴、镭等）所产生的光辐射直接作用于人体体表引起的损伤。

04.104 放射性核素沾染 radionuclide contamination
核爆炸时导致的放射性核素不仅沾染体表（包括烧伤创面），还可经创面及其他途径进入体内，造成照射性放射损伤。

04.105 急性皮肤放射损伤 acute radiation injury of skin

一次大剂量射线照射或短时间多次照射所引起的皮肤放射损伤。临床分为三度（Ⅰ度：5Gy，红斑、脱毛反应；Ⅱ度：10Gy，水疱反应；Ⅲ度：>15Gy，溃疡、坏死反应）。临床经过分为四期：初期反应期、假愈期、症状明显期（反应期）和恢复期。

04.106　慢性皮肤放射损伤　chronic radiation injury of skin

由于经常受到小剂量电离辐射局部照射或急性放射性损伤转化所引起的慢性皮肤放射损伤。按病变特点，通常分为慢性放射性皮炎、硬结性水肿、晚期放射性溃疡和放射性皮肤癌4种。其中以慢性放射性皮炎最常见，放射性皮肤癌少见。

04.107　急性放射效应　acute radiation effect

高剂量率照射，短时间内达到较大剂量，迅速表现的效应。

04.108　慢性放射效应　chronic radiation effect

低剂量率长期照射，随着照射剂量增加，逐渐积累，经历较长时间表现出来的效应。

04.109　确定性效应　deterministic effect

曾称"非随机性效应（nonstochastic effect）"。严重程度与照射剂量的大小有关的效应。取决于细胞群中受损细胞的数量或百分率。此种效应存在阈剂量。照射后的白细胞减少、白内障、皮肤红斑脱毛等均属于确定性效应。

04.110　随机性效应　stochastic effect

发生率（不是严重程度）与照射剂量的大小有关的效应。这种效应在个别细胞损伤（主要是突变）时即可出现。不存在阈剂量。遗传效应和辐射诱发癌变等属于随机性效应。

04.111　急性放射病　acute radiation disease

机体在短时间内受到大剂量（>1Gy）电离辐射照射引起的全身性疾病。外照射和内照射都可能发生，但以外照射为主。外照射引起急性放射病的射线有γ射线、中子和X线等。根据照射剂量大小、病理和临床过程的特点，分为骨髓型、肠型和脑型三型。

04.112　骨髓型放射病　radiation disease with bone marrow manifestation

以造血损伤为特征的急性放射病。骨髓在照射后几小时即见细胞分裂指数降低，血窦扩张、充血。随后是骨髓细胞坏死，造血细胞减少，血窦渗血和破裂、出血。血细胞减少红系细胞早于粒系细胞，最初是幼稚细胞减少，之后成熟细胞亦减少。按伤情轻重分为四度。

04.113　[骨髓]巨核细胞被噬现象　megakaryocytophagia

烧伤、放射损伤，特别是复合伤时，骨髓巨核细胞常发生退变，分界膜系统混乱甚至溶解，特殊颗粒减少甚至缺失，胞浆空泡形成，胞核皱缩或固缩等，必将影响其所形成的血小板功能；有些情况下，巨核细胞可被中性粒细胞噬食。这些现象是严重创伤、烧伤、复合伤时血小板持续数量下降和功能低下的病理基础。

04.114　肠型放射病　radiation disease with intestinal manifestation

以呕吐、腹泻、血水便等胃肠道症状为主要特征的非常严重的急性放射病。机体受肠型剂量照射后，造血器官损伤比骨髓型更为严重。但因病程短，造血器官的损伤尚未发展，小肠黏膜已发生了广泛坏死脱落。

04.115　脑型放射病　radiation disease with brain manifestation

以中枢神经系统损伤为特征的极其严重的急性放射病。比造血器官和肠道的损伤更加严重。发病很快，病情凶险，多在 1~2 天内死亡。但由于病程很短，造血器官和肠道损伤未充分显露，主要病变在中枢神经系统。损伤遍及中枢神经系统各部位，尤以小脑、基底核、丘脑和大脑皮质最为显著。

04.116　放射性溃疡　radiation ulcer
因皮肤受到放射线照射导致的皮肤溃疡。是最严重的程度。溃疡常呈圆形，周界较清楚，溃疡表面污秽，极少或没有肉芽形成，有时可深达骨骼，难以自行愈合。

04.117　放射性皮肤癌　radiation induced skin cancer
在电离辐射所致皮肤放射性损伤基础上发生的皮肤癌。根据不同的病理发展阶段和临床表现，按国际肿瘤分类法进行分期：Ⅰ期（原位癌），肿瘤未突破真皮下层，局限于皮肤层；Ⅱ期（局部浸润），肿瘤突破皮肤下层，浸润局部皮下组织；Ⅲ期（局部转移），肿瘤局部周围一、二级淋巴结转移；Ⅳ期（肿瘤晚期），其他器官肿瘤转移。

04.118　极期　critical phase
发生于辐照后 20~35 天的症状明显期（反应期）。是急性放射病各种临床表现明显出现的阶段。在造血功能严重障碍的基础上，患者多发生明显的感染和出血并发症，同时多伴有胃肠功能紊乱、全身代谢失调等症状。极期持续时间越长，表明病情越严重。部分患者可死于极期，直接死亡原因多为感染和出血。抗感染和抗出血是这一期治疗的关键，同时要采取有力的支持治疗，供应充分营养，保持水电解质平衡，纠正酸中毒，促进造血功能恢复。

04.119　假愈期　latentphase, clinical quiescent period
发生于辐照后 5~20 天的时期。此期患者除稍感疲乏外，其他症状均明显减轻或基本消退，但造血损伤继续发展，病理变化还在进行的阶段。此期一般持续 2 周左右，患者精神状态较好，食欲基本正常，自觉症状很少。但患者的外周血白细胞和血小板数仍呈进行性下降，其下降速度与照射剂量和病情有关，重度患者较中度患者下降更快。此期重点是保护造血功能，预防感染和出血。

04.120　开放性颅脑损伤　open craniocerebral injury, open cerebral injury
颅骨和硬脑膜破损，脑组织直接或间接与外界相通的损伤。根据致伤原因分为非火器伤和火器伤两种。非火器伤主要为钝器打击伤、锐器伤及坠跌伤等。火器伤则由火药或炸药发射的投射物如枪弹、弹片、钢珠等引起。

04.121　闭合性颅脑损伤　closed craniocerebral injury, closed traumatic brain injury
硬脑膜仍属完整的颅脑损伤。虽然头皮和颅骨已有开放性创口，但颅腔内容物并未与外界交界的损伤。

04.122　开放性气胸　open pneumothorax
由火器伤或锐器伤造成胸壁缺损创口，胸膜腔与外界大气直接相交通，空气可随呼吸自由进出胸膜腔的一种气胸。

04.123　闭合性气胸　closed pneumothorax
在胸部创伤、气胸形成后，空气进入胸膜腔的通道即行封闭，胸膜腔不再与外界或呼吸道相通的一种气胸。X 线检查显示胸膜腔积气，肺萎陷。患者有胸闷、气促时，可行胸腔穿刺术，抽除气体。量多时经肋间于胸腔内置管引流。

04.124　胸腔闭式引流　closed thoracic drainage, thoracic cavity closed drainage

缓解胸腔压力过高或清除感染的外科操作方法。适用于张力性气胸及脓胸。引流前首先要定位，气胸时穿刺点一般在积气最高部位（通常是锁骨中线上第 2 肋间），脓胸时穿刺点在患侧腋中线第 6~7 肋间；定位后局部皮肤消毒麻醉，切开皮层放置胸膜引流管，连接水封瓶，有时尚用负压吸引装置，促使肺膨胀，要注意护理，保持管道通畅。

04.125　闭合性骨折　closed fracture
骨折处的皮肤或黏膜完整，骨折端不与体外相通。

04.126　开放性骨折　open fracture
骨折附近的皮肤或黏膜破裂，骨折处与外界相通。骨盆耻骨部骨折引起的膀胱或尿道破裂、尾骨骨折引起的直肠破裂均为开放性骨折。

04.04　小儿及老年烧伤

04.127　小儿烧伤　pediatric burn
12 岁以下儿童的烧伤。多发生在幼儿期和学龄前期，5 岁以下常见。对疾病的耐受性较差，易发生休克、败血症及死亡等。

04.128　小儿体表面积　body surface area of children
12 岁以下儿童的全身体表面积。其特点是头大，腿短。年龄越小，头面部体表面积所占比例越大。小儿头面颈体表面积（%）=9＋（12-年龄）（%）；小儿双下肢（含臀部）体表面积（%）=46-（12-年龄）（%）。其余则与成人类似，即双上肢（%）=2×9（%），躯干（%）=3×9（含会阴 1%）（%）。

04.129　小儿手掌法烧伤面积计算　palm method for estimation of pediatric burn surface
简称"小儿手掌法"。一种度量小儿烧伤面积的方法。与成人手掌法相同，即将小儿手的五指并拢约为身体表面积的 1%。

04.130　小儿轻度烧伤　pediatric mild burn, mild burn in children
总面积在 5%以下的Ⅱ度小儿烧伤。

04.131　小儿中度烧伤　pediatric moderate burn, moderate burn in children
总面积在 5%~15%的Ⅱ度或 5%以下的Ⅲ度小儿烧伤。

04.132　小儿重度烧伤　pediatric severe burn, severe burn in children
总面积在 15%~25%的Ⅱ度或 5%~10%的Ⅲ度小儿烧伤。

04.133　小儿特重度烧伤　pediatric extraordinarily severe burn, extraordinarily severe burn in children
总面积超过 25%的Ⅱ度或超过 10%的Ⅲ度小儿烧伤。

04.134　小儿烧伤休克　pediatric burn shock
12 岁以下儿童烧伤后发生口渴、烦躁、呕吐、尿少等休克表现。小儿的调节功能及对液体丢失的耐受性均较成人差，烧伤以后休克发生率也比成人高，且发展快，预后差，死亡率也较成人高。

04.135　液体疗法　fluid therapy
曾称"补液疗法(fluid replacement therapy)"。通过补充（或限制）某些液体维持体液平衡的治疗方法。广义上也包括静脉营养、胶体液的输入、输血或腹膜透析等。

04.136 小儿烧伤补液 fluid replacement therapy for pediatric burn

适用于儿童烧伤治疗的补液方法。烧伤面积超过 10% 的小儿均应进行补液治疗。补入液体种类为胶体液及电解质液，比例为 1∶1。

04.137 小儿烧伤脓毒血症 pediatric sepsis post burn

发生在小儿烧伤后，由病原菌或其产物引发的全身炎症反应。致病菌以致病性金黄色葡萄球菌和绿脓杆菌为主，表现为体温、心跳、呼吸、创面、精神症状等方面的变化。

04.138 肠道菌群失调症 alteration of intestinal flora

机体内外环境发生变化，尤其是长期应用广谱抗生素，敏感肠道细菌被抑制，未被抑制的细菌乘机繁殖，引起菌群失调，其正常生理组合被破坏，产生病理性组合。可表现为急性或慢性腹泻。

04.139 金黄色葡萄球菌肠炎 *Staphylococcus aureus* enteritis

金黄色葡萄球菌在肠道大量繁殖、侵袭肠壁引起的肠炎。表现为大便次数多，有腥臭味，大便呈海水样黏液脓血便，伴水电解质紊乱及全身中毒症状，重者发生休克。多为长期应用广谱抗生素引起的肠道菌群失调。

04.140 真菌性肠炎 fungal enteritis

深部真菌感染导致的肠炎。临床较少见。我国引起肠炎的真菌主要有念珠菌、放线菌、毛霉菌、曲菌、隐珠菌等，其中以白色念珠菌肠炎最为多见。

04.141 葡萄球菌烫伤样皮肤综合征 staphylococcal scalded skin syndrome, SSSS, Ritter's disease

曾称"新生儿剥脱性皮炎"。凝固酶阴性金黄色葡萄球菌引起的新生儿和幼儿皮肤病。是在全身泛发红斑基底上，发生松弛性烫伤样大疱及大片表皮剥脱。偶见于成人。

04.142 脓皮病 pyoderma

皮肤反复发生的慢性、顽固性、潜行性和破坏性溃疡，局部疼痛明显。

04.143 换药热 dressing change fever

在烧伤换药过程中，常因面积大，扰动多，尤其是对创面进行浸泡之后，由于坏死物质分解产生内源性致热源被吸收导致的高热。多为一过性。

04.144 输血反应 transfusion reaction

致敏或致炎因素通过输液、输血进入机体后，直接或反射地引起全身毛细血管及微循环中的前毛细血管括约肌发生痉挛，导致微循环障碍的一系列表现。较为常见而严重的是发热反应和过敏反应。

04.145 超敏反应 hypersensitivity

又称"变态反应（allergic reaction）"。机体对外源化学物产生的一种病理性免疫反应。

04.146 药物热 drug induced fever

由药物过敏导致的发热。常是药物过敏的最早表现。特征如下：首次用药，发热可经 10 天左右的致敏期后发生；再次用药发热发生快，容易联想到与用药有关；一般是持续的高热，但患者一般情况尚好，与热度不成比例。应用各种退热措施（如退热药）效果不好，但如停用致敏药物，有时即使不采取抗过敏措施，体温也能自行下降。

04.147 脱水热 dehydration fever

人体（尤其是小儿）在严重脱水后，从皮肤蒸发的水分减少，使机体散热受到影响，从而导致体温升高的现象。主要为因脑组织渗透性脱水所致的高热症状，还可表现为惊厥或昏迷。纠正脱水后，症状可以缓解，体温可以下降。

04.148 惊厥 convulsion
又称"抽风"。四肢躯干与颜面骨骼肌非自主的强直性与阵挛性抽搐，并引起关节运动的症状。常为全身性、对称性，伴或不伴意识丧失。

04.149 高热惊厥 febrile seizure, febrile convulsion
各种原因引起机体高热，脑功能紊乱导致神经元异常放电所致的抽搐。如抽搐时间过长，会造成缺氧性脑组织不可逆性损伤，影响智力，甚至继发癫痫。

04.150 惊厥持续状态 status convulsion
惊厥发作持续 30min 以上，或反复发作持续 30min 以上，发作间期意识仍未恢复的状态。作为儿科神经系统疾病的急症之一，如不及时控制，经常会导致脑及各器官缺氧缺血性损害，造成继发性永久性脑损伤甚至死亡。

04.151 中毒性脑病 toxic encephalopathy
由烧伤脓毒血症引起的脑部感染性疾病。多有惊厥，发作前有发热、谵妄或狂躁不安等感染中毒症状，发作后多有昏迷，同时伴有全身肌强直或阵发性大发作，并在昏迷中不断反复发作抽搐，重者可持续数日不止。

04.152 脱水疗法 dehydration therapy
通过身体的失水和失盐来达到渗透性脱水的疗法。适用于病情较重的脑挫裂伤。

04.153 老年烧伤 geriatric burn
60 岁以上老年人的烧伤。易并发休克，对补液的耐受性差，也较多遗留缺氧性损害，容易发生烧伤后内脏功能并发症。

04.154 充血性心力衰竭 congestive heart failure
慢性原发性心肌病变和心室因长期压力或容量负荷过重，使心肌收缩力减弱，不能维持心输出量的综合征。分为左侧、右侧心力衰竭和全心衰竭。常见病因是风湿性心脏病、高血压、缺血性心脏病、心肌炎、主动脉瓣狭窄或关闭不全、室间隔缺损、肺源性心脏病、肺动脉瓣狭窄等。任何年龄可发生，一般症状可控制，常有反复发作，有部分患者可痊愈。

04.155 心房钠尿肽 atrial natriuretic peptide, ANP
又称"心钠素""心房肽"。一种内分泌激素。存在于心房肌细胞内的颗粒中，可调节机体水平衡和影响血压。

04.156 非胰岛素依赖型糖尿病 noninsulin-dependent diabetes mellitus, NIDDM
又称"2 型糖尿病"。糖尿病中最常见的类型。其特征为胰岛素作用异常和/或分泌障碍。通常在糖尿病有明显临床表现时两者均存在。确切病因尚不清楚，目前认为遗传因素可增加疾病易感性，加上环境因素的作用导致高血糖发生。多见于中年以上或老年人，也可以发生在青少年。

04.157 老年烧伤补液 fluid replacement therapy in burned geriatric
适用于老年烧伤治疗的补液方法。补液原则同其他年龄成人，需注意以下几点：①补液速度要均匀，避免急性肺水肿和心力衰竭的发生；②尿量每小时 30ml 左右；③可给予去乙酰毛花苷、多巴胺等积极支持心脏功能；④较早给予清除氧自由基的药物。

04.158 压疮 pressure sore
曾称"褥疮(bed sore)"。身体局部长期受压，使血液循环发生障碍，皮肤及皮下组织因缺血而发生水疱、溃疡或坏疽。

05. 烧伤创面修复

05.01 烧伤创面处理

05.001 凝固性坏死区 zone of coagulation necrosis
坏死区以组织坏死,微动脉和微静脉有广泛血栓形成,毛细血管完全瘀滞为特征的区带。见于Ⅲ度、Ⅳ度烧伤。

05.002 瘀滞区 zone of stasis
烧伤创面中心区深度烧伤与边缘区浅度烧伤之间的区带。有广泛的微血管扩张充血,微静脉呈节段性收缩,微静脉和毛细血管内大量红细胞聚集,血流呈节段状,血流缓慢,部分微血管内有血栓形成。

05.003 充血区 zone of congestion, zone of hyperemia
烧伤创面的边缘区。微动脉、微静脉和毛细血管扩张充血,血流缓慢。

05.004 包扎疗法 occlusive therapy, occlusive dressing
又称"封闭疗法"。用灭菌吸水的厚敷料包扎创面,使之与外界隔离以保护创面的一种治疗方法。创面渗液可被敷料吸收,故引流充分。

05.005 暴露疗法 exposure therapy
将烧伤创面暴露于干热空气中,不用敷料覆盖或包扎,使创面的渗液及坏死组织干燥成痂,以暂时保护创面的一种治疗方法。

05.006 半暴露疗法 semi-exposure therapy
又称"开放疗法"。将含有药液的单层薄纱布贴附于创面,任其暴露变干,用以保护供皮区、固定植皮片、控制创面感染及暂时保护肉芽创面、去痂后深Ⅱ度创面等的一种治疗方法。

05.007 湿敷疗法 wet compress therapy
以数层湿纱布覆盖创面并定时更换的一种治疗方法。湿敷使创面引流通畅,可加速创面清洁。

05.008 换药术 wound dressing change
更换敷料、清洁创面的治疗方法。动态观察伤口变化情况,确保引流通畅,及时清除异物、脓液和过剩肉芽组织,防止附加损伤与感染,为促进伤口愈合提供良好局部条件。无菌、清洁伤口2~3天或更长时间换药1次,一般感染伤口每日或隔日1次,有大量分泌物的伤口需每日更换多次,始终保持外层敷料洁净干燥。

05.009 无菌操作 aseptic operation
又称"无菌技术(aseptic technique)"。针对微生物及感染途径所采取的一系列预防措施。目的是防止和避免创面感染,以保证操作成功。

05.010 灭菌 sterilization
使用物理、化学等方法如高温高压、清洁洗刷、化学制剂等彻底消灭与手术区或伤口接触的物品及医护人员手上所附带微生物的方法。包括致病和非致病的微生物,也包括芽孢菌。

05.011 消毒 disinfection

用化学、物理或生物的方法消除可能致病或产生有害作用的微生物的过程。例如，器械消毒、手术室空气消毒、手术人员手臂消毒及患者皮肤消毒。

05.012 痂　crust
皮肤损害后渗出的体液与坏死组织混合、干涸而形成的块状物。通常泛指Ⅱ度、Ⅲ度烧伤坏死皮肤、组织、干涸渗液或仅指Ⅱ度者。

05.013 焦痂　eschar
Ⅲ、Ⅳ度烧伤创面由于皮肤、组织坏死脱水形成的质地坚韧的皮革样坏死皮肤和皮下组织。

05.014 脱痂　eschar separation, decrustation
烧伤创面坏死组织未经手术去除，等待其与基底组织自然分离，或用药物与敷料包扎方法促进焦痂液化溶脱的过程。

05.015 保守治疗　conservative therapy
不采用手术而以创面外用药、更换敷料等为主要措施的创面治疗方案。

05.016 外用药　externally applied agent
只能用于病损局部，通过创面、皮肤和黏膜等表面发挥药效的药物。通常注射用药不宜作为外用药。

05.017 外用抗感染药　externally applied antiinfective agent
用于病损局部抑制微生物，以减轻感染的药物。与系统给药剂型相比，外用制剂的成分较少进入体内大循环，安全性更高，但全身应用时抗生素类不宜外用，因易导致耐药菌株出现。

05.018 成膜药物　film-forming agent
通过喷雾或涂抹于烧伤创面形成薄膜以保护创面的药物。

05.019 促愈合药物　agent for healing
参与炎症细胞趋化、细胞增殖、基质沉积、结缔组织形成等创面愈合各环节，促进创面愈合的药物。如含生长因子、锌等成分的制剂。

05.020 促结痂药物　agent for incrustation
促进坏死组织干燥脱水形成痂皮，并延长痂皮存留时间，且对正常组织无损伤的药物。

05.021 促脱痂药物　agent for accelerating decrustation
能溶解坏死组织，对正常组织无损伤，促进焦痂分离的药物。

05.022 手术清创　surgical debridement
清除烧伤创面坏死组织，以减少毒素吸收和细菌存留的手术方式。

05.023 焦痂切除术　escharectomy
将Ⅲ度烧伤创面的焦痂连同其下损伤、坏死的皮下脂肪、筋膜、肌肉组织一并切除的手术方法。

05.024 削痂术　tangential excision of eschar
伤后早期用滚轴取皮刀等将坏死组织削除，形成健康创面，再以皮片覆盖或者用敷料包扎，以封闭创面。适用于深Ⅱ度烧伤，也有用于较浅Ⅲ度烧伤者。

05.025 切痂植皮术　excision of eschar and skin grafting
将深度烧伤皮肤连同其下损伤、坏死的皮下脂肪、筋膜、肌肉组织一并于伤后早期切除，立即移植自体或异体皮片、生物敷料、合成敷料、生物合成敷料，以早期消除创面的手术方法。适用于Ⅲ、Ⅳ度烧伤。

05.026 切痂异体皮移植术　escharectomy and allogeneic skin grafting

将深度烧伤皮肤连同皮下损伤、坏死组织一起切除，再用大张异体皮覆盖的手术方法。异体皮多采用冷冻同种异体皮。已与创基建立血供的异体皮可存活1个月以上，为自体皮匮乏的大面积烧伤患者后期移植自体皮争得时间。

05.027 剥痂术 peeling of eschar, denudation
of eschar
在焦痂或痂皮开始自溶而初见松动时，以刀剪将其清除的手术方法。

05.028 磨痂术 eschar grinding
用研磨设备将深Ⅱ度创面的坏死组织去除的手术方法。

05.02 自体皮肤及其他组织移植

05.029 移植物 graft
用手术方法切取，用来修复组织缺损、难愈合创伤或恢复组织结构和功能的组织或器官。可以来源于同体或异体相同或相近的组织和/或器官，分为自体移植和异体移植。

05.030 移植术 grafting, transplantation
用同体或异体相同或相近的组织和/或器官修复组织缺损、难愈合创伤或恢复组织结构和功能的手术。分为自体移植术和异体移植术。

05.031 供体 donor
提供移植物的个体。可分为自体供体、同种异体供体及异种供体。

05.032 供区 donor site, donor area
供体提供移植物的区域。要求有适当的选择、积极的准备、不同的切取方法及供区的处理。

05.033 受体 recipient
接受移植物的个体。受体的一般状况，特别是微环境对移植的成败起到一定作用。

05.034 受区 recipient site, recipient area
受体接受移植物的区域。增加血供和减少感染可提高移植物存活率。

05.035 成活 take
移植物与受体建立血液循环并以相对正常的形态维持存在的状态。

05.036 存活 survival
移植物与受体建立血液循环并永久性生长，且具有正常生理功能的状态。

05.037 皮肤移植术 skin grafting
又称"植皮术"。用自体或异体的皮肤来覆盖并修复皮肤组织缺损、难愈合创伤的手术。

05.038 皮片 free skin graft
游离的片状皮肤。按厚薄可分为：表层皮片、中厚皮片、全厚皮片和真皮下血管网皮片。按大小可分为：点状皮片、邮票状皮片、网状皮片和微粒皮片。

05.039 表层皮片 epidermal free skin graft
又称"刃厚皮片（razor graft）"。含皮肤表皮和少量真皮乳突层的皮片。是最薄的皮片。主要优点是存活力强，能较长时间地依靠血浆渗透维持生存，故在血运不良的创面或有轻度感染的肉芽创面上均易成活；同时，切取容易，供皮区不受限制，且在同一供皮区可以反复切取，供皮区愈合迅速，不遗留瘢痕，尤以头皮最为理想。但其缺点是质地脆弱，缺乏弹性，不耐磨压；后期皱缩，色泽深暗，外形不佳。

05.040　中厚皮片　intermediate thickness free skin graft

又称"断层皮片（split thickness free skin graft）"。包括表皮和部分真皮的皮片。厚度介于全厚和表层皮片之间。依据包含真皮多少不同，又分为薄、厚两种。移植后收缩较轻，能承受一定压力和摩擦，韧性和弹性较好，修复局部外形和功能较好，应用范围广泛，为整形术中最常使用的皮片。但在供皮区常有增厚的瘢痕遗留，称为增生性瘢痕，是其主要缺点。

05.041　薄中厚皮片　thin intermediate thickness free skin graft

又称"薄断层皮片（thin split thickness free skin graft）"。含表皮及真皮的约三分之一的皮片。

05.042　厚中厚皮片　thick intermediate thickness free skin graft

又称"厚断层皮片（thick split thickness free skin graft）"。含表皮及真皮约四分之三的皮片。

05.043　全厚皮片　full thickness free skin graft, Wolfe-Krause free skin graft

又称"全层皮片"。包括表皮和真皮全层的皮片。富有真皮层内的弹力纤维、腺体和毛细血管等组织结构，成活后收缩少，色泽好，坚固柔韧，能耐磨压和负重。但仅能在新鲜创面生长，且手术操作复杂，要求较高，供皮区又不能自行愈合，不能直接缝合时，尚需另取非全厚皮片覆盖闭合，因此在使用面积上常受限制。

05.044　真皮下血管网皮片　subdermal vascular plexus free skin graft, skin graft with subdermal vascular network

含皮肤全层及真皮下血管网及其间少许脂肪组织的皮片。移植此层血管网与创基建立血运，皮肤组织容易存活，其优点与全厚皮片相似。

05.045　点状皮片　pinch free skin graft

边径小于0.5cm的小皮片。

05.046　邮票状皮片　stamp free skin graft

与邮票的大小和形态相似的矩形皮片。

05.047　网状皮片　mesh free skin graft

经打孔处理后展开，形态与渔网相似的皮片。网状结构可以增加皮片的覆盖面积，网眼利于引流，但从皮片成活到创面完全覆盖所需的时间较长。

05.048　微粒皮片　microne free skin graft

边径小于0.1mm的皮片。通常在自体皮源紧张时应用，创面愈合后皮肤薄，弹性差，瘢痕多，不耐磨损，功能差。

05.049　皮片成网器　skin graft mesher

一种用于制作网状皮片的器械。

05.050　带发皮片　hair-bearing free skin graft

带毛发和毛囊的皮片。用于修复毛发缺损区域。

05.051　手工取皮　free hand harvest, free hand excision of skin graft

利用手术刀、剃须刀片等简单手术器械快捷取皮的技术。所取皮片小、不完整，厚度不易控制，只适用于无专业工具时的小面积取皮或手指（脚趾）的切（削）痂。

05.052　滚轴取皮刀　Humby knife

又称"辊轴刀"。用于手动取皮的一种手术器械。可以根据需要调节厚度，主要用于取表层皮片、薄中厚皮片，尤其是头皮。

05.053　鼓式取皮机　drum dermatome,

Padgett-Hood dermatome
用于手动取皮的一种手术器械。可以根据需要精确调节厚度,主要用于取各种厚度的中厚皮片。较滚轴取皮刀取皮完整、厚度均匀。在整形手术和功能部位修复中多用。

05.054 电动取皮机 electric dermatome, power-driven dermatome
用电动的方式取皮的手术器械。可根据需要取厚度 0.05~0.76mm、宽度 3~10.2cm 的表层皮片和各种厚度的中厚皮片。与手动取皮相比,所取皮片完整,边缘整齐,厚度控制精确,速度快,已广泛应用于临床。

05.055 气动取皮机 air-driven dermatome
通过气动的方式取皮的手术器械。与电动取皮机有相似的优点,在临床亦有广泛应用。

05.056 取皮胶膜 dermatape
专供取皮用的双面胶膜。将胶膜粘在鼓式取皮机鼓面上,代替涂在供皮区上的胶水,易于操作,效果好。

05.057 缝线包压法 bolus tie-over dressing
植皮区固定法的一种。适用于无菌创面的植皮。先将皮片与受皮区贴紧,将皮片与创缘做间断缝合,每隔 1~3 针保留一根长线头。缝合后,将皮片下积液用盐水冲洗排净,然后在皮片上平摊含抗生素的盐水纱布或油纱,均匀盖上松散的纱布团,使压力平均,特别应注意压好皮片的边缘,使皮片与创面贴紧。用保留的长线头扎紧纱布团(包裹包扎),再在外面加上敷料包扎。

05.058 压力包扎 pressure dressing
又称"加压包扎"。植皮区包扎时给予一定压力,使移植皮片与受皮区紧密接触,促进血供形成和皮片存活的一种植皮区固定法。压力要适当,压力过小则皮片与基底部接触不紧,可出现皮片移位或皮下积血等影响皮片成活;压力过大则血管向皮片生长受阻碍,也会造成皮片坏死或术后筋膜间隙综合征。

05.059 自体表皮与异体真皮混合植皮术 auto-epidermis and allo-dermis grafting
利用异体真皮免疫原性低的特点,将同种异体真皮与自体表层皮片进行复合移植的植皮方法。以改善薄皮片移植愈合后因缺少真皮导致的皮肤弹性差、挛缩严重或中厚供皮区瘢痕的问题。

05.060 自体异体混合植皮术 auto skin and allo skin mixed grafting
自体皮片和同种异体皮片混合移植的方法。包括自体和异体小片皮混合密植、大张异体皮开洞嵌入自体微粒皮、皮浆移植术等多种术式。

05.061 内嵌植皮术 inlay skin grafting
又称"包模植皮术(stent skin grafting)"。在不适宜包扎或加压的部位施行的植皮方法。如在眼窝、口腔、阴道等处进行中厚植皮时,用印模胶制成洞穴的模型,将皮片创面朝外包裹在模型上,然后塞入植皮的洞穴内,外面加压固定,使之不脱出,在没有或不便使用印模胶时,也可用纱布填塞,代替印模向洞内皮片施加压力。

05.062 外嵌植皮术 onlay skin grafting
又称"间植术"。自体和异体小片皮混合密植的方法。自体皮片制成 $0.5cm^2$ 大小,异体皮片制成 $1cm^2$ 大小,按自体与异体 1:4 的比例相间混合密植,不留缝隙。

05.063 皮浆植皮术 skin pulp grafting
将自体皮剪碎为极细小、近似浆状的微粒皮,不分正反涂抹在经过密集打孔的异体皮真皮面上,皮粒嵌入孔隙中,再植入创面的植皮方法。

05.064　保留变性真皮的自体皮片移植术
　　split thickness skin grafting on reserved denatured dermis
植皮术中通过磨痂或削痂的方式去除坏死组织，原位保留变性真皮（多为玻璃透明样变性），同时行大张自体皮片移植覆盖变性真皮的植皮方法。具有手术时间短、皮片存活率高、愈合快、功能好等优点。

05.065　米克植皮术　Meek grafting
来源于荷兰的一种微型皮片移植技术。机械化操作，直视透明，皮片的扩展基线增大，适用于多比例扩展，上皮快。具有节省皮源、缩短手术时间等特点。

05.066　皮瓣　skin flap
具有血液供应的皮肤及其皮下组织所形成的复合移植物。分为带蒂皮瓣、局部皮瓣、岛状皮瓣、游离皮瓣等多种类型。

05.067　皮瓣试样法　planning of skin flap in reverse
通过剪裁试样或逆行设计进行的皮瓣设计方法。方法是先在供皮瓣区绘出缺损区所需皮瓣大小、开关及蒂的长度、位置，用纸或布按上述图形剪成的皮瓣，并放大 1cm，固定其蒂部转移至受瓣区。

05.068　带蒂皮瓣　pedicled skin flap
在皮瓣形成与转移过程中，与本体（供皮瓣区）相连的，含有保持血液供应蒂部的皮瓣。其他断面与本体分离，转移到另一创面（受皮瓣区）后，暂时仍由蒂部血运供应营养，等受皮瓣区创面血管长入皮瓣，建立新的血运后，再将蒂部切断，完成皮瓣转移的全过程。

05.069　蒂　pedicle
带蒂皮瓣与身体相连的部分。

05.070　皮瓣移植术　skin flap grafting
又称"带蒂皮肤移植术（pedicled skin grafting）"。将皮肤和皮下组织构成的组织块从身体的一处向另一处转移以修补缺损、恢复功能的手术。在转移过程中需有一个或两个蒂部相连接，也可暂不连接，移植后再进行血管吻合缺损处的手术。

05.071　筋膜移植术　fascia grafting
利用筋膜表面光滑、不易与周围组织粘连的特点，将筋膜作为膝、肘、颞下颌等关节强直后的关节成形时隔离材料的移植手术。移植能保持原有的强韧度的纤维结构，具有足够的张力，可移植用于修复关节韧带和肌腱断裂及再造肌腱滑车等。

05.072　脂肪移植术　fat grafting
用真皮脂肪或脂肪深筋膜复合体移植或用带蒂的脂肪瓣转移来吻合血管的真皮脂肪复合移植的移植手术。由于脂肪血运差，游离移植后重建血循环困难，移植后发生缺血性坏死机会多，吸收率高，常用于修复皮下凹陷性缺损或畸形。

05.073　软骨移植术　cartilage grafting
用于修复颅骨、鼻骨、颧骨、眶骨、睑板等位于皮下的硬组织凹陷缺损的移植手术。软骨是一种供充填或支持用的生物材料，可在器官再造中将软骨雕刻成形，作为再造器官的支架组织，如耳、鼻、阴茎再造等。

05.074　骨移植术　bone grafting
常用于修复颅骨、下颌骨、颧骨、眶缘等缺损和再造手指等的移植手术。供移植的骨块较多，如髂骨、胫骨，后者移植重建血运困难，因而常与连带的骨膜一起移植。

05.075　复合组织移植术　composite tissue grafting
将一种以上的组织同时进行移植的手术。包

括游离复合组织移植和吻合血管的复合组织移植。前者较常用，但组织块宜小，否则不易存活。

05.076 局部皮瓣 local skin flap
利用皮肤组织的松动性，在一定条件下，重新安排其位置，以达到修复缺损目的的皮瓣。包括旋转、推进和交错皮瓣。

05.077 旋转皮瓣 rotation skin flap, rotated skin flap
在皮肤缺损的邻近部位设计沿一定轴线旋转而覆盖创面的皮瓣。供皮区遗留的创面，可游离附近皮下组织或做辅助切口后缝合，尽量使缝合线与皮纹平行。如因供皮区较大不能直接缝合时，可用游离皮片移植修复。适用于缺损邻近有重要结构，需跨越重要结构时。

05.078 转位皮瓣 transposition skin flap
又称"移位皮瓣"。类似旋转皮瓣，常为矩形、正方形或菱形，移植时需顺轴心点与轴心线侧位向移动，而不是弧形旋转的皮瓣。

05.079 推进皮瓣 advancement skin flap
又称"滑行皮瓣（sliding skin flap）"。在缺损区一侧或两侧做辅助切口，将皮瓣与皮下组织分离，利用皮肤的松动性，使一侧或两侧的皮肤向缺损区推进以覆盖创面的皮瓣。

05.080 交错皮瓣 overlap skin flap
又称"易位皮瓣"。通过皮瓣位置相互置换，达到松解张力，增加挛缩方向长度，改善局部功能与外形目的的皮瓣。常用于线状、条索状及蹼状疤痕挛缩的松解。常用的有"Z"形皮瓣、"W"形皮瓣等。

05.081 远位皮瓣 distant skin flap, remote skin flap
当缺损部位无适当组织可利用，或局部组织利用后外形破坏大，功能和外形改善不明显时，则选用身体较远或隐蔽的部位作为皮瓣供区而得到的皮瓣。由于供瓣区与缺损区距离远，断蒂所需时间长，需要良好的制动和多次手术。包括直接、管形和岛状皮瓣。

05.082 直接皮瓣 direct skin flap
创面缺损较大，局部无足够的皮肤转移修复时，可于身体其他合适部位设计并直接转移到缺损部位以修复创面的皮瓣。皮瓣完全愈合后，蒂部经过血运阻断试验，再将其切断并同时对皮瓣进行修整。

05.083 管形皮瓣 tubed skin flap
又称"皮管（skin tube）"。在选定的部位做两平行切口，其长宽之比一般不超过2∶1，自深筋膜上分离皮瓣，再将皮瓣两缘向内翻转缝合，成为无创面外露之实心皮管，皮管可由两端得到血液供应。3~4周及之后，将一端移植至预定修复的部位，再经3~4周将皮管另一端切断，剖开摊平缝于缺损的部位。

05.084 岛状皮瓣 island skin flap
在表浅的知名动静脉末端设计，使动脉与之直接相连的皮瓣。手术时将皮瓣切下，连同相连的动脉一并剥离；将皮瓣转移至缺损部位时，该动脉仍与皮瓣相连，以保证血液的供应。

05.085 轴型皮瓣 axial pattern skin flap
含有知名动脉及其伴行静脉的皮瓣。并以此血管作为皮瓣的轴心，使之与皮瓣的长轴平行，带血管蒂移植至邻近或远处以达到修复目的。

05.086 衬里皮瓣 lining skin flap
在转移前的脂肪面植一块皮片，待存活后再行转移的皮瓣。游离植皮作为修复缺损的黏膜，皮瓣修复皮肤缺损。

05.087 颈浅动脉皮瓣 superficial cervical artery flap
含颈浅动脉和静脉的轴型皮瓣。

05.088 尺动脉穿支皮瓣 ulnar artery branch flap
由尺动脉发出的穿支供血的轴型皮瓣。

05.089 额部皮瓣 forehead skin flap
又称"颞浅动脉额支皮瓣"。多以动脉皮瓣的方式行鼻改造，修复上、下睑，面颊，上唇及颏部，眼眶等部位缺损的皮瓣。

05.090 侧胸部皮瓣 lateral thoracic flap
血供为胸外侧皮动脉的皮瓣。该皮瓣皮肤较薄，色泽质地良好，皮下脂肪较少，层次清楚，血管蒂长，无毛发，部位隐蔽，适用于头颈、乳房和上臂等组织缺损。

05.091 肩胛区皮瓣 scapular skin flap
以旋肩胛动脉为蒂的一种轴型皮瓣。有 1~2 条比较恒定的伴行静脉。该血管长 4~6cm，平均血管外径为 2.6mm。静脉血管约 3.7mm，其穿出三边间隙后，十分恒定地向内后侧走行于大、小圆肌之间，延伸 1.5~2cm 穿过深肌膜至皮下；切取容易，血管粗，蒂长，切取范围大，是游离皮瓣的好材料。

05.092 神经血管束岛状皮瓣 neurovascular island skin flap
一种轴型皮瓣。在拟切取的手指正侧方设计成 1cm×2cm 大小，近心端将该指的动、静脉及指神经均包含在内形成的皮瓣。通过隧路或切口转移至拇指处。

05.093 前臂皮瓣 forearm flap
又称"中国皮瓣"。以桡动脉为血管蒂，包括动脉（即桡动脉）、静脉和皮肤表浅部感觉神经的岛状皮瓣、逆行岛状皮瓣、筋膜皮瓣或前臂复合穿支皮瓣。较多应用于头面颈部和手部皮肤缺损的修复。

05.094 邻指皮瓣 cross finger flap
主要为指动脉的背支供血，位于中远指背皮肤的皮瓣。可以形成顺血运皮瓣或逆血运皮瓣，用于邻指腹侧软组织缺损，伴有骨、关节或肌腱外露的修复。

05.095 邻位皮瓣 adjacent skin flap
又称"局部皮瓣"。利用缺损区皮肤及软组织的弹性和可移动性，在一定条件下重新安排局部皮肤的位置，以达到修复组织缺损目的的皮瓣。

05.096 逆切 back cut
又称"倒切"。旋转皮瓣在转移后，旋转轴线上张力最大，一般称之为最大张力线，可在此线上做垂直交叉的仅深及真皮下的短小切口。

05.097 腹股沟皮瓣 groin skin flap, superficial circumflex iliac artery flap
包括以旋髂浅动、静脉为轴心的旋髂皮瓣和以腹壁浅动、静脉为轴心的下腹部皮瓣。

05.098 隐神经血管轴型皮瓣 saphenous neurovascular axial skin flap
由隐动脉供应的位于膝内侧的一个皮瓣供区，有两条伴随静脉。可用于修复侧膝关节和腘部缺损，以及对侧小腿较深的软组织缺损或骨不连。

05.099 斜方肌肌皮瓣 trapezius myocutaneous flap
带血管蒂的复合组织瓣。利用斜方肌的上部和后内侧部作蒂，其远端部携带一皮瓣，此皮瓣一般取自肩部。临床利用该瓣肌肉部分保护颈动脉，用皮肤部分修复面颈部皮肤缺损和口咽部黏膜缺损及放射性溃疡等。

05.100 跖内侧皮瓣 plantar medial skin flap
由跖内侧动脉供应、用于修复足跟溃疡或软组织缺损的皮瓣。皮瓣结构致密、耐磨耐压，有良好的感觉，术后疗效稳定持久。

05.101 足背皮瓣 dorsalis pedis skin flap
供养血管是足背动脉及其分支的皮瓣。作为轴型皮瓣带蒂移植，用于修复踝足跟及小腿部的皮肤缺损效果好，也可用于修复缺损区。

05.102 随意型皮瓣 random pattern skin flap
局部皮瓣、旋转皮瓣和交错皮瓣的总称。

05.103 游离皮瓣 free skin flap
与供瓣区的血供完全被切断，通过显微外科手术完成其与受瓣区的血管吻合而达到移植目的的皮瓣。分为一般游离皮瓣、肌皮瓣、复合组织瓣、预制皮瓣、串联皮瓣和静脉皮瓣等。

05.104 吻合血管的游离皮瓣移植术 revascularized free skin flap grafting
将完全离体的皮瓣通过血管吻合技术将皮瓣的血管与缺损部位附近的血管吻合，立即得到良好的血液供应和静脉回流，从而在移植部位永久存活的移植技术。

05.105 前臂游离皮瓣 forearm free skin flap
血供是桡动脉的主干及其分支皮动脉的皮瓣。以其血管轴线向外旁开5~6cm，其上端达肘关节，下缘可至腕关节上，故长度一般可达20cm，宽10~20cm。静脉回流有两条桡静脉和头静脉，血管解剖较恒定，易于切取，皮瓣脂肪薄，皮肤质量好，故可通过吻合血管修复其他部位组织缺损和器官再造。

05.106 侧胸壁游离肌皮瓣 lateral thoracic free myocutaneous flap
一种常用的轴型皮瓣。侧胸壁皮下脂肪较少，质地良好，部位隐蔽，血管蒂长，血供来源于多条血管，其范围大同小异，可用血管蒂与受区支、静脉吻合。

05.107 肌皮瓣 myocutaneous flap
皮肤血供多数来自肌皮动脉的穿支皮瓣。其基本原理是以供养肌肉的、易于辨认的动脉为蒂，将其供养的肌肉和其上覆盖的皮肤作为一体掀起，移动性和旋转弧大，易转移至需要的缺损区，其血运丰富，操作简单，成活率高。

05.108 游离肌皮瓣 free myocutaneous flap
带上瓣的血动脉与静脉血管蒂，其动、静脉与受区动、静脉吻合，用以修复全身各部位需要修复的软组织缺损的肌皮瓣。

05.109 胸锁乳突肌肌皮瓣 sternocleidomastoid myocutaneous flap
含胸锁乳突肌的肌皮瓣。可用于修复面、颈部或口腔内的软组织缺损。

05.110 阔筋膜张肌肌皮瓣 tensor fascia lata myocutaneous flap
位于髋部和大腿外侧、宽而扁的肌皮瓣。其组织来源丰富，血供良好，面积大，血管蒂较长，可带蒂移植，也可做成岛状肌皮瓣移植。可用于修复压疮、腹壁缺损，以及臀部、下腹部、腹股沟部软组织缺损。

05.111 臀大肌肌皮瓣 gluteus maximus myocutaneous flap
有双血管蒂，即从梨状肌上孔发出的臀上动脉和梨状肌下孔发出的臀下动脉的肌皮瓣。是最大的菱形肌，位置表浅，血运丰富，可转移修复骶尾部坐骨、股骨大粗隆、髂前上棘等部位的软组织缺损。

05.112 腹直肌肌皮瓣 rectus abdominis myocutaneous flap

以腹壁上动脉、静脉或以腹壁下动脉、静脉为蒂切取的肌皮瓣。局部转移或游离移植均可。临床用于乳房再造和胸壁全层缺损修复。下部腹直肌肌皮瓣主要用于覆盖对侧腹壁、会阴、髂嵴前部的缺损修复。

05.113 胸大肌肌皮瓣 pectoralis major myocutaneous flap

血供由胸尖峰动脉的胸肌支供应的肌皮瓣。肩尖峰与胸骨剑突做一连线，以此连线作为血管轴线，沿轴线可设计 20cm×（10~12）cm 蒂在上的皮瓣。该瓣可以修复重建颈面部、口腔、口咽部各种原因造成的软组织缺损。

05.114 背阔肌肌皮瓣 latissimus dorsal myocutaneous flap

利用背阔肌前部分，即胸部外侧部分形成的复合组织瓣。可通过肩前或颈部皮下隧道，转移到颈面部修复组织缺损。其转移幅度很大，面积也大，还可用于前臂中部、肘关节、上臂和女性乳房的修复。

05.115 腓长肌肌皮瓣 gastrocnemius myocutaneous flap

有两个不同肌瓣，即内侧腓长肌肌瓣和外侧腓长肌肌瓣，由腓肠肌内侧动脉和外侧动脉两个独立分支提供血供的肌皮瓣。可为膝部、小腿和足部的许多复杂手术提供较好的修复方案。

05.116 三角推进皮瓣 triangle advance skin flap

临床常用于V-Y或Y-V成形术的呈三角形的皮瓣。适用于错位的组织复位、组织长度延长，用横轴加长纵轴，达到组织复位、畸形松解、小缺损覆盖、外形及功能改善。

05.117 双叶皮瓣 bilobate skin flap

在缺损区或拟切除的肿瘤或瘢痕附近设计的两个叶形皮瓣。第一个皮瓣靠近缺损区，大小与其创面一样或稍小，掀起后转移至缺损区。第二个皮瓣小于第一个皮瓣，皮瓣形成后尽量游离创缘直接缝合，如果创面大不能缝合时，则将第二个皮瓣转至此处修复。

05.118 胸三角肌皮瓣 delto-pectoral skin flap

从胸大肌的浅面向外伸展到肩部三角肌区，甚至延伸到上臂肌肉浅面，其蒂在胸骨外侧，内含胸廓内动脉的前穿支的皮瓣。距头颈部较近，可直接转至颈部、下颌部、口内颊部等，以修复软组织缺损。

05.119 颈肱皮瓣 cervico-humeral flap

从颈根部延伸到上臂，其蒂在锁骨上区，蒂部血运主要来自颈横动脉的皮瓣。可用来修复下唇、颏部和耳部等处的缺损。

05.120 筋膜皮瓣 fascio-cutaneous flap

包含皮肤、皮下脂肪组织和深筋膜的皮瓣。其血供主要有皮肤血管系统、真皮下血管网系统，动脉微血管数和总口径大，血流速度快，血运丰富，活力强，质地坚韧，皮瓣的长宽比例可超过传统皮瓣限制。操作时易分离，出血少。

05.121 皮神经营养血管皮瓣 neurocutaneous vascular flap

一种基于营养皮神经的血管分支分布于其邻近皮肤为血供基础的皮瓣。此类皮瓣血供可靠，有重建感觉神经的依据，可顺行或逆行移位，有些部位有可进行游离抑制的血管条件。

05.122 皮瓣延迟[转移]术 delayed transfer, skin flap delay

逐步切断皮瓣部分血运，以改变血运方向的手术。当皮管较长或携带有较大的皮瓣时，将计划的皮瓣或皮管部分切开剥离皮下组织，彻底止血后再缝回原处，术后部分血运被阻断，另一端蒂部血管发生代偿性的增生与扩张，之后再转移至受区。

05.123　直接转移　direct transfer
又称"即时转移（immediate transfer）"。在供区设计好皮瓣后即刻转移至受区覆盖创面的手术方式。

05.124　间接转移　indirect transfer
通过2次以上转移完成的皮瓣移植。

05.125　皮瓣断蒂术　skin flap pedicle division
带蒂皮瓣与受区建立血供后，将其原来与供皮瓣区相连的部分切断游离，修整覆盖受区的手术。

05.126　皮瓣训练　conditioning of skin flap
对皮瓣进行暂时的血运阻断训练，以促进其适应缺血和新血循环再建立的方法。

05.127　真皮片　dermis graft
去除表皮及真皮下脂肪的皮瓣。

05.128　脂肪瓣　fat flap
带血管的脂肪组织所形成的组织块。

05.129　真皮脂肪瓣　dermis-fat flap
去表皮后包含真皮、皮下脂肪组织的组织块。

05.130　皮下组织蒂皮瓣　subcutis pedicle skin flap
皮下组织蒂不包含知名动静脉的皮瓣。其优点是不再切除缺损区附近的正常组织，减少张力，皮肤质地近似，可即时转移，转移灵活。

05.131　黏膜瓣　mucosal flap
由带蒂的全厚黏膜及黏膜下组织形成的组织瓣。

05.132　肌瓣　muscle flap
有完整动、静脉血管系统，能独自成活的肌肉组织块。以肌肉的营养血管为蒂，可切取整块肌肉或其一部分，行局部转位或吻合血管肌瓣移植，用于填塞空腔、覆盖创面和肌肉动力重建等。

05.133　瘢痕瓣　scar flap
具有血液供应的瘢痕皮肤及其附着的皮下组织所形成的组织瓣。也可单指瘢痕皮下组织形成的组织瓣。

05.134　皮纹　skin line, Langer's line
人体手、脚表面具有的特定的纹理。是由真皮乳头向表皮突起形成的乳头线形成的凹凸纹理。手术时沿皮纹方向的切口愈合后不易形成瘢痕。

05.135　游离神经移植术　free nerve grafting
将移植的神经干或神经束桥接在神经缺损的两断端之间，不吻合移植段的营养血管，移植段神经需从神经床和神经断端长入毛细血管重新获得血液供应的手术方法。

05.136　神经断端吻合移植术　pedicled nerve anastomosis
又称"袢状神经移植术"。两条受到严重损伤的比邻的主干神经，可用相对次要神经修复吻合相对重要神经断端的手术方法。如前臂的正中神经和尺神经都断离缺损，则可先将两神经的断端互相吻合。6个月后进行二次手术，根据正中神经缺损的长度，切断尺神经近侧端，将其断端与正中神经的远侧断端吻合。

05.137　肌腱移植术　tendon grafting
肌腱离断或缺损后，用供区肌腱移植修复，适当恢复功能的手术方法。腱膜为一种特殊的疏松结缔组织所构成的滑膜，富有弹性与活动性，应与肌腱一起移植，以防术后粘连。适用于一般离断4周后，由于肌腱持续收缩，弹性减退，即使断端之间无缺损，也不能拉拢缝合。

05.138 肌腱延长术 tendon lengthening
在挛缩肌腱上从正中分开，在其上、下端分别切断肌腱，伸直肢体，将肌腱错位缝合，达到延长肌腱目的的手术。

05.139 肌腱转位术 tendon transfer
将活动功能正常肌肉的肌腱转位到另一部位，以替代失去活动功能的肌腱的手术。

05.140 游离血管移植术 free vascular grafting
修复因外伤和疾病切除病变血管后的缺损血管段，以恢复血液循环正常通路的手术。修复的对象主要是动脉，如断肢再植或游离皮瓣移植中血管长度不够时，常采用自体血管移植修补，一般结果都较满意。

05.141 毛发移植术 hair grafting
用供区毛发来修复缺损的手术方法。烧伤后造成头部瘢痕性脱发、眉毛缺损或上唇胡须缺失，常是头面部烧伤的后遗症。修复方法有两种，即游离毛发移植和带蒂头皮瓣转移。

05.142 大网膜移植术 great omentum grafting
应用吻合血管的大网膜移植修复体表大而深的组织缺损的手术方法。如头皮缺损、颅骨外露，在大网膜表面植以自体中厚皮片，效果满意。

05.03 皮肤替代物及其应用

05.143 皮肤替代物 skin substitute
由生物或理化材料组成，能部分或全部替代皮肤机械屏障功能的各类敷料。用于皮肤创面覆盖与封闭。

05.144 临时覆盖 temporary covering
在自体皮肤移植前，应用各种敷料，包括人工材料和生物材料（异体皮肤、异种皮肤等），对创面进行暂时性覆盖和保护，以等待合适时机进行自体皮肤移植。

05.145 同种异体皮肤 allogeneic skin, alloskin
由同一物种的不同个体提供的皮肤。临床主要指人尸体皮肤，可用于暂时性封闭、覆盖创面，达到等待合适的自体皮肤移植时机和促进创面愈合的目的。

05.146 异种皮肤 xeno-skin
由不同物种提供的皮肤。临床包括猪皮、羊膜等，可用于暂时性封闭、覆盖创面，达到等待合适的自体皮肤移植时机和促进创面愈合的目的。

05.147 合成纤维纱布敷料 synthon gauze dressing
应用化工原料合成纤维纺制成的敷料。与传统纱布敷料相比，具有更好的引流、防粘连、保湿等作用，并具有更好的抗菌效果，有利于创面愈合。

05.148 纱布添加剂 gauze additive
为优化传统纱布的敷料作用而加入的各种物质。包括油脂、凡士林、硅酮聚合物等，以利于创面引流、保湿、防粘连。抗生素、中药、氯化汞等也可作为添加物加入敷料中以防止感染。

05.149 生物敷料 biodressing

由生物材料或生物原料制成的可用于皮肤创面覆盖与封闭、促进创面愈合的敷料。

05.150 生长因子敷料 dressing containing growth factor
加入一种或多种可促进皮肤创面愈合的生长因子，如表皮生长因子、成纤维细胞生长因子等的生物或人工合成材料敷料。可以通过生长因子在创面缓慢释放促进创面愈合。

05.151 纳米敷料 nanometer dressing
应用纳米技术，将原材料加工到纳米尺度合成的敷料。可以通过量子效应、表面效应等提升敷料在创面应用中的功能与效果。

05.152 人工合成敷料 artificial synthetic dressing
利用聚乙烯醇、聚氨酯、丙烯酰胺和羧甲基纤维素等材料制成的敷料。可分为薄膜、泡沫、水凝胶和水胶体敷料等类型。具有保护创面、防止感染、透气、引流、保湿、促进创面愈合等功能。

05.153 生物合成敷料 biosynthetic dressing
应用高分子材料和生物材料加工合成的敷料。具有引流、保湿、防止创面感染、促进创面愈合等作用。

05.154 表皮细胞膜片 cultured keratinocyte membrane
将皮肤角质形成细胞用高剂量放射线照射后，在成纤维细胞滋养层上培养形成的膜片结构。可用于覆盖和修复大面积深度烧伤创面。

05.155 胶原生物敷料 collagen biological dressing
将胶原提取物通过物理或化学方法进行交联，形成的膜状或海绵状的生物敷料。可应用于皮肤创面的覆盖与封闭。

05.156 甲壳素敷料 chitosan dressing
从蟹壳、虾皮或真菌膜中经脱乙酰化作用提取多聚糖胺，通过理化交联形成的生物敷料。具有吸水能力强、透气性好等优点，并具有一定的止血作用。用于皮肤创面覆盖与封闭，并可作为药物的缓释载体。

05.157 变性真皮 denatured dermis
烧伤和/或其他损伤后，部分皮肤真皮组织及细胞新陈代谢发生障碍，细胞功能降低并有形态学的改变，但在局部循环等环境改善后，能可逆性恢复正常形态和功能。

05.158 脱细胞真皮基质 acellular dermal matrix
将异体或异种真皮通过胰酶消化等方法去除表皮细胞成分后的真皮基质。其包含正常皮肤胶原纤维束和完整基底膜结构，生物亲和性强，免疫原性较低，可用作受体成纤维细胞、血管内皮细胞重新定植的诱导支架。应用于烧伤、整形、口腔等学科的创面覆盖或填充。

05.159 表皮细胞悬液 keratinocyte suspension
通过机械或化学方法把表皮细胞从皮肤上分离并用细胞培养液稀释混匀得到的细胞悬液。此悬液中的表皮细胞可直接移植到皮肤创面，以促进创面愈合。

05.160 细胞外基质 extracellular matrix
细胞外的各种有形成分的总称。对细胞形态及功能维持起重要作用，其抗原性相对较低，故常作为目标细胞移植后的支架。

05.161 猪皮移植术 pig skin grafting
用无菌条件下制取的小猪中厚皮暂时性覆盖、封闭创面的方法。在自体皮肤不足的情况下，可作为生物敷料暂时覆盖创面，等待自体移植时机，或作为自体微粒皮的良好覆盖物，为微粒皮的生长扩展提供较合适的微环境。

05.162　辐照猪皮　irradiated porcine skin

将无菌条件下制取的新鲜小猪中厚皮（含表皮及部分真皮，无皮下组织），用塑料袋密封后，用剂量为 $3.0\times10^5\sim1.0\times10^6$ Gy 放射性钴-60 或加速器照射，辐照后的猪皮蛋白质结构发生改变，抗原性降低，使其能在创面较长时间覆盖，以达到有效保护创面、防止感染、促进创面愈合的目的。

05.163　液氮冻存皮肤　liquid nitrogen preserved skin

通过液氮（-196 ℃）保存的异体或异种皮肤。能长时间保留皮肤活性。由于新鲜异体或异种皮肤奇缺，目前是用于创面或微粒皮移植后效果最好、最常用的覆盖材料。

05.164　羊膜　amniotic membrane

人类或动物胎膜的一部分。位于绒毛膜表面的光滑透明薄膜，无淋巴、血管和神经。因其纤维蛋白含量高，而附着蛋白含量较低，并且透明、抗原性低、弹性好而常用于烧伤等创面覆盖。因其仅是一种生物材料性覆盖材料，不能在创面存活，故一般仅用于早期浅Ⅱ度烧伤创面的暂时性覆盖与封闭。

05.165　同种异体移植　allogeneic transplantation

同一种属不同个体间的包括皮肤在内的各种组织与器官的移植。

05.166　异种移植　xeno-transplantation

不同种属间包括皮肤在内的各种组织与器官的移植。如猪至人、猪至猴的组织与器官移植。

05.167　人工真皮　artificial dermis

在异体或异种胶原支架上培养抗原性相对较低的成纤维细胞形成的类似真皮的皮肤

替代材料。如将新生儿的成纤维细胞种植在可降解的聚乳酸纤维网上，可用于创面覆盖与治疗。

05.168　复合人工皮[肤]　composite artificial skin

同时含有表皮层和真皮层的人工皮肤。通过在组织工程皮肤支架如脱细胞真皮基质等复合培养成纤维细胞和角质形成细胞可以实现，这些细胞能分泌细胞因子和细胞外基质成分，移植到生物体后具有一定的自主重建功能。

05.169　皮肤组织库　skin tissue bank

制备、保存用于临床治疗的异体、异种皮肤的区域及设备。区域通常包括取皮区、制皮区、皮肤储存区，设备主要包括 4℃冻库、液氮罐、冰箱、水浴锅、制皮机等。

05.170　组织工程皮肤　tissue engineered skin

通过人工手段合成的、具有或部分具有皮肤功能，应用于皮肤缺损创面修复的皮肤替代材料。通常由皮肤细胞外基质组成的支架和皮肤细胞两部分组成。

05.171　血管内皮化皮肤　endothelialized skin

以透明质酸为支架，将自体角质形成细胞、成纤维细胞和内皮细胞以一定比例种植在此支架上，在体外培养后形成有微血管网的三维生物人工皮肤。其特点是保证移植皮肤有充足的营养和氧气供应，易于成活及创面愈合。

05.172　无菌性炎症反应　aseptic inflammation response

由包括创面敷料及覆盖物在内的各种理化因素对皮肤局部的刺激引起的没有细菌等微生物参与的局部炎症反应。

05.173　干细胞　stem cell

一类具有自我更新能力,并至少可分化为一种或多种成熟细胞或组织的细胞。可用于皮肤创面及其他病变组织、细胞的修复。

05.174 表皮干细胞 epidermal stem cell
皮肤内主要的干细胞类型。主要分布于皮肤基底膜及毛囊隆突部。是皮肤创面再上皮化愈合的主要功能细胞。除可分化为皮肤细胞外,还可在特定诱导条件下分化为其他种类的细胞如神经细胞等。

06. 烧伤康复与整形

06.01 烧伤康复治疗

06.001 物理医学与康复 physical medicine and rehabilitation, PM&R, physiatry
又称"康复医学(rehabilitation medicine)"。研究物理诊断、物理治疗和功能障碍的预防、评定及康复处理的一门医学分支学科,也是医学、物理学、残疾学、心理学、社会学、工程学等多学科相互渗透的学科。其任务是最大限度地恢复功能障碍者的生理、心理、职业和生活能力,提高其生存质量,促使其重返社会。

06.002 病损 impairment
曾称"残损"。患者心理、生理或解剖结构或功能上的由某种原因所导致的功能障碍。

06.003 残障 handicap
残疾者社会活动、交往、适应能力的障碍。包括工作、学习、社交等。个人在社会上不能独立,是社会水平的障碍。

06.004 残疾 disability
就健康范畴而言,是指由于病损造成以正常的方式或正常范围内进行活动的能力受限或缺失。在《国际功能、残疾和健康分类》中是对损伤、活动受限和参与局限性的一个概括性术语。表示在个体(有某种健康情况)和个体所处的情景性因素(环境和个人因素)之间发生交互作用的消极方面。

06.005 残疾人 person with disability
生理功能、解剖结构、心理和精神状态异常或丧失,不能以正常方式从事正常范围活动的人。

06.006 徒手肌力评定 manual muscle test, MMT
采用消除重力、增加重力和施加阻力的方式,评定受试者所测肌肉(或肌群)最大自主收缩能力的肌力评定方法。

06.007 日常生活活动 activity of daily living, ADL
个人为满足日常生活的需要每天所进行的必要活动。分为基础性日常生活活动和工具性日常生活活动。

06.008 康复评定 rehabilitation evaluation
对功能状态的测量、评估,包括运动、感觉、言语-语言、认知、职业、社会生活等功能的评定。

06.009 烧伤康复评定 rehabilitation evaluation of burn
对烧伤患者进行的综合评定。包括烧伤面

积、深度及程度，关节活动范围，日常生活活动能力，心理状态，肥厚性瘢痕，职业能力等方面。

06.010　心理测验　psychological test
根据心理学原理和技术，以客观的标准化程序对人的心理现象或行为进行量化分析和描述的科学手段。包含行为样本、客观测量和标准化三个基本要素。康复心理学中，常用的心理测验包括智力测验、记忆力测验、人格测验、精神症状测验、神经心理测验等。

06.011　关节活动范围　range of motion, ROM
又称"关节活动度"。关节运动时所通过的运动弧。

06.012　巴塞尔指数　Barthel index
一种评定基础性日常生活活动能力的工具。由巴塞尔（Barthel）首先提出。包括进食、洗澡、修饰、穿衣、转移、个人卫生、大小便控制、床椅转移、行走、上下楼梯等10项检查内容，根据是否需要帮助及帮助的程度进行评分，最低分为0分，最高分100分。得分越高，独立性越强、依赖程度越低。多用于脑卒中、脑外伤者日常生活活动能力状况的评定。现在有人对这项评定做了部分修改，称为"改良巴塞尔指数（modified Barthel index）"。

06.013　功能位　functional position
保持最佳关节功能的位置。

06.014　静态平衡　static balance
又称"Ⅰ级平衡"。静止状态维持姿势的能力。可以在站立位或坐位进行评定，结果分析包括站立维持时间以及身体重心自发摆动或偏移的程度等。

06.015　自动态平衡　steady dynamic balance
又称"Ⅱ级平衡"。在没有外界干扰的情况下，进行自主运动时能重新获得稳定状态的能力。

06.016　他动态平衡　unsteady dynamic balance
又称"Ⅲ级平衡"。进行自主运动时，可以在外界干扰的情况下重新获得稳定状态的能力。

06.017　牵引　traction therapy
应用作用力与反作用力原理，通过自身力、他人力或器械，对身体某部位进行牵拉，达到关节复位、减轻神经压迫、松解组织粘连目的的治疗方法。

06.018　水疗法　hydrotherapy
利用各种不同成分、温度、压力的水，以不同的形式作用于人体以达到机械及化学刺激作用来防治疾病的方法。

06.019　浸浴　immersion bath
患者的全身或一部分浸入水中进行治疗的方法。分为热水浴（hot bath），水温＞39℃；温水浴（warm bath），水温37~38℃；微温水浴（lukewarm bath），水温34~36℃；凉水浴（cool bath），水温26~33℃；冷水浴（cold bath），水温＜26℃。

06.020　药物浴　medicated bath
在浸浴液中加入特殊的中药或西药进行治疗的方法。

06.021　功能训练　functional training
恢复期为帮助受损组织逐渐恢复原本功能，预防和治疗关节僵直与肌肉萎缩，提高专项运动能力，通过加强核心力量并能使神经肌肉系统更加有效率的训练方法。包括动作衔接的加速度、稳定性及减速等练习在内的多关节、多维度、整体性的动作。原则是动静结合，以动为主。

06.022 治疗性运动 therapeutic exercise
为了缓解症状或改善功能而进行的全身或身体某一部分的运动。

06.023 无负荷运动 load-free exercise
采用悬挂肢体或水疗的方式，使肢体在减免重力影响的条件下进行的主动运动。

06.024 抗阻运动 resistant exercise
肌肉在收缩时人为地给予一定的外加阻力，使运动时肌肉张力达到较高的程度，以提高肌力和肌肉耐力。

06.025 主动运动 active exercise
完全由患者自主活动肢体，肌肉主动收缩来完成，不需要外力帮助的运动。可以增强肌力和耐力，改善关节功能、心肺功能和全身状况。适用于肌力3级的患者。

06.026 被动运动 passive exercise
患者肢体完全放松，不用力，肌肉不收缩，动作的发生和完成完全靠器械、他人手或患者本人健手来进行的运动方式。有利于改善局部血液循环，预防关节粘连和挛缩。近年来可用专门的设备来进行连续被动活动。

06.027 助力运动 assistant exercise
借助外力辅助患者主动肌肉收缩来完成运动的训练方式。外力包括器械（如滑轮和重量）、健侧肢体或他人帮助。常是电刺激运动向主动运动过渡的中间形式，可作为肌力1~2级患者的肌力训练。

06.028 等速运动 isokinetics exercise
曾称"等动运动"。借助特定的仪器，使肌肉收缩时，阻力变化与收缩力成正比，角速度保持恒定的运动方式。

06.029 渐进抗阻训练 progressive resistance training
逐渐增加或递减运动负荷的训练方法。测定可重复10次的最大收缩力，按照最大收缩力的50%、75%和100%的负荷递增，或者按照100%、75%和50%的强度递减

06.030 等长运动 isometric exercise
又称"静力性运动（static exercise）"。肌肉收缩时肌纤维的长度不变，张力增加，关节角度不变的运动方式。用于肌力训练，特别是可以在关节固定时进行肌肉收缩训练，也可以用于避免关节疼痛点的肌力训练。

06.031 等张运动 isotonic exercises
又称"动力性运动（dynamic exercise）"。肌肉收缩时肌纤维长度缩短或延长，张力基本保持不变，关节角度变化的运动方式。如助力运动、主动运动和抗阻运动。包括向心收缩和离心收缩。

06.032 康复 rehabilitation
综合、协调地应用各种措施，消除或减轻病、伤、残者的功能障碍，提高其生存质量，帮助其重返社会的过程。

06.033 作业疗法 occupational therapy
通过采用有目的的、经过选择的作业活动作为主要治疗手段维持、改善和补偿患者功能的治疗方法。包括功能性作业疗法，心理性作业疗法，日常生活活动能力训练，自助具和矫形器的制作、改造和应用训练，职业前训练及环境改造。通过上述各种方法改善和提高患者的生活自理、工作及休闲娱乐等日常生活活动能力，使其最大限度地、独立地回归家庭与社会。

06.034 加压疗法 compression therapy
由弹性织物对烧伤愈合部位持续压迫达到预防和减轻瘢痕增生的方法。适用于大范围

瘢痕增生的防治。

06.035　运动疗法　exercise therapy
曾称"体疗"。以运动学、生物力学和神经发育学为基础，以改善躯体、生理、心理和精神功能障碍为主要目标，以作用力和反作用力为治疗因子，通过改善、代偿和替代的途径，改善运动组织（肌肉、骨关节、韧带等）的血液循环和代谢，促进神经肌肉功能，提高肌力、耐力、心肺功能和平衡功能，减轻异常压力或施加必要的治疗压力，纠正躯体畸形和功能障碍的治疗方法。

06.036　认知疗法　cognitive therapy
根据认知过程影响情感和行为的理论假设，通过认知和行为技术来改变患者不良认知的一类心理治疗方法的总称。1976年由美国的贝克（Beck）提出，更重视患者的认知方式改变和认知–情感–行为三者的和谐，包括合理情绪疗法、自我指导训练、应对技巧训练、隐匿示范及解决问题的技术。

06.037　音乐疗法　music therapy
在有特殊训练的专业人员的指导下，使用经过指示、有组织、有计划的音乐或音乐活动，以影响、改变患者不适当的行为表现，以此帮助患者达到治疗目的的治疗方法。

06.038　生物反馈疗法　biofeedback therapy, BFT
利用现代生理科学仪器，通过人体内生理或病理信息的自身反馈，使患者经过特殊训练后，进行有意识的"意念"控制和心理训练，从而消除病理过程、恢复身心健康的新型心理治疗方法。

06.039　职业康复　vocational rehabilitation
采取各种适当手段，帮助伤残人员恢复健康和工作能力，以及生活自理能力的康复方法。包括肢体、器官、智能的全面和部分恢复，以及适当的职业培训。通过医疗康复和职业康复，达到重返工作岗位或合适的职业，恢复正常生活能力，参加社会活动的目的。

06.040　假肢　limb prosthesis
又称"义肢""人工肢体（artificial limb）"。为截肢者和出生时肢体缺陷者弥补部分或全部肢体缺损，代偿其失去的肢体功能而制造、装配的人造肢体。

06.041　矫形器　orthosis, orthotic device
用于人体四肢或其他部位的预防、矫正畸形，治疗骨、关节、肌肉和神经疾患，并补偿其功能的体外装置。

06.042　矫形鞋　orthopedic shoe, orthopedic foot-wear
又称"病理鞋"。以矫正下肢畸形，分散足部压力，消除疼痛，补偿下肢不等长等为目的而制作的鞋。

06.043　康复治疗师　rehabilitation therapist
具有国家认可资格的从事康复治疗专业的技术人员。

06.044　康复病床　rehabilitation bed
为患者进行物理治疗和作业治疗，促进其康复专门设置的病床。

06.045　康复方案　rehabilitation project, rehabilitation scheme
为促使患者损伤、疾病、发育缺陷等致残因素造成的身心功能障碍或残疾恢复正常或接近正常而制定的治疗措施。

06.046　康复护士　rehabilitation nurse
除一般基础护理内容外，还应用各种专门护理技术，对患者进行残余机能的训练，努力挖掘残疾者心理和躯体上的自立能力，为回归社会做准备的护理人员。

06.047 康复设备 rehabilitation equipment
为患者进行物理治疗和作业治疗,促进其康复的专业医疗设施。

06.048 康复锻炼 rehabilitation exercise
尽可能确保患者拥有良好的身体、精神状态及社会生活状况所必需的行动总和。目的是调整身体和精神的不适应,使之早日康复出院,预防疾病再复发,提高生活质量。

06.049 康复心理学 rehabilitation psychology
研究残疾人或患者在康复过程中心理规律的一门科学。按照这些心理规律,使其克服消极心理因素,发挥心理活动中的积极因素,唤起他们的乐观积极情绪,调动其主观能动性,发挥机体的代偿能力,使其丧失的功能获得恢复或改善、心理创伤获得愈合、社会再适应获得恢复,且能享受人应该享受的权利。

06.02 烧伤瘢痕与整形

06.050 瘢痕 scar
肉芽组织形成后胶原纤维和网状纤维逐渐增多,成纤维细胞转化为纤维细胞,毛细血管逐渐闭合、退化,转化为灰白色、坚韧的以胶原纤维为主要成分的表皮组织。是创面愈合的最终产物。

06.051 瘢痕体质 scar diathesis
身体任何部位的轻微创伤后都会发生明显的病理性瘢痕的体质。表现为瘢痕无限制增生,局部疼痛、红痒,瘢痕收缩影响外观和功能。原因不明。

06.052 萎缩性瘢痕 atrophic scar
组织薄软、局部血管少、色素减退的瘢痕。常牵拉周围正常组织造成严重的功能障碍,不能耐受摩擦和负重,破溃后常经久不愈,晚期可致恶性变。

06.053 增生性瘢痕 hyperplastic scar
又称"肥厚性瘢痕(hypertrophic scar)"。高出皮面、厚而硬、呈红色或暗紫色、有痛痒症状的瘢痕。多见于深Ⅱ度和浅Ⅲ度烧伤及厚的中厚皮片供皮区的创面自行愈合后。常影响工作和休息,导致功能障碍。约6个月后,瘢痕渐趋柔软并稍平坦,充血减退,毛细血管减少,痛痒症状渐减轻或消失。

06.054 稳定性瘢痕 stable scar
创口愈合半年以后瘢痕组织逐渐趋于成熟,成纤维细胞、毛细血管的成分逐渐减少,胶原纤维呈年轮样结节状排列,变成相互平行的束状排列。临床所见疤痕组织充血消退,色泽变浅,外形也渐趋平整,质地变软,基底日渐松软,痛痒感觉减轻或缓解。这种退缩性变化,时间数月不等。

06.055 不稳定性瘢痕 unstable scar
创口愈合早期,处于增殖阶段的瘢痕组织。临床可见瘢痕高出皮面,色潮红,质坚硬,常有痛痒的感觉,瘢痕组织充血容易起水疱,创面时愈时坏,这一过程常需要6个月到1年。

06.056 瘢痕疙瘩 keloid
曾称"蟹足肿"。一种结缔组织良性增生物。根据生长形态分为浸润型和肿瘤型。瘢痕边缘明显高出皮面,且超过原病变范围,颜色暗红,坚硬,血供差,有痛痒症状,在活动部位可产生功能障碍。好发于身体上半部。头、颈、胸部正中线、肩及上臂是多发部位。

06.057 蹼状瘢痕 webbed scar
呈皱褶状，形似鸭蹼的瘢痕。最常见于烧伤，偶见于皮肤的切割撕裂和手术切口位置不当。大型蹼状瘢痕多发于颈前、腋窝、肘窝及会阴部，小型常见于内外眦、鼻唇沟、口角、鼻孔、指掌侧、指蹼、虎口、尿道口、阴道口等部位。

06.058 凹陷瘢痕 depressed scar
瘢痕组织在体表造成的凹陷畸形。常有皮下组织、肌肉组织的缺损。

06.059 索状瘢痕 cicatricial band
呈线性条索状分布的瘢痕。可引起短缩和挛缩畸形，常与蹼状瘢痕同时存在。治疗原则是将瘢痕切除后通过"Z"形松解术调整为折线形。

06.060 赘状瘢痕 pedunculated scar
又称"皮赘（skin tag）"。多因皮肤组织的化脓性或特异性感染形成皮下潜行扩展的腔隙，腔隙上方的皮肤有弹性，创缘朝皮下创面卷缩，逐渐向内翻转合拢而愈合，以单蒂与皮肤相连，形成的垂赘样增生物。

06.061 桥状瘢痕 bridged scar
又称"皮桥"。两端与皮肤相连，下有通道与基底分离，形状似桥的瘢痕。常与赘状瘢痕出现在同一部位。成因与赘状瘢痕类似，但为双蒂。多见于眼睑、下颌、颈前等部位的皮肤，一般均为多发。虽瘢痕短小很少伴有功能影响，但高低起伏，凸凹不平，有碍观瞻且难于清洗，易引起感染。

06.062 瘢痕上皮 cicatricial epithelium
瘢痕表面被覆的上皮。薄且易损。

06.063 挛缩性瘢痕 contracted scar
因牵扯邻近组织和器官引起功能障碍而命名的瘢痕。

06.064 烧伤瘢痕挛缩 burned cicatricial contracture
深度烧伤后的瘢痕增生和过度收缩导致的外观畸形及功能障碍。

06.065 外源性瘢痕挛缩 extrinsic cicatricial contracture
瘢痕增生挛缩畸形使邻近的疏松可移动的组织、器官受牵拉而导致的移位和变形。如皮肤与深部瘢痕使局部组织绷紧和固定，表情肌活动受限。

06.066 瘢痕角化过度 scar hyperkeratosis
瘢痕皮肤角质增生或角质堆积的现象。可伴随角化不全或角化过度。表现为皮肤干燥，有鳞屑、皲裂，可有瘙痒或疼痛，常在冬季加重。多为慢性，治疗较困难，多数只能对症治疗。

06.067 瘢痕瘙痒[症] scar pruritus
瘢痕皮肤末梢神经受压引起以瘙痒为主的皮肤感觉异常。临床特点是皮肤阵发性剧烈瘙痒，搔抓后常出现抓痕、血痂、色素沉着、皮肤肥厚、苔藓样变等继发性损害，并形成瘙痒—搔抓—瘙痒的恶性循环，容易造成瘢痕皮肤破损形成新创面。

06.068 粘连 adhesion
器官和组织之间由于温度、湿度和压力等影响粘在一起的现象。烧伤后瘢痕增生常导致严重的粘连，如眼内烧伤愈合后常造成睑球粘连。

06.069 分离 dissection
将粘连的组织和器官分开的手术。在手术中应以锐性分离为主，应密切注意分离平面，以免伤及血管。

06.070 基底细胞 basal cell
简称"基细胞"。皮肤表皮细胞中的单层柱

状细胞。细胞间可有间桥，有很强的再生能力，在烧伤创面修复中起重要作用。

06.071 成纤维细胞 fibroblast
结缔组织中的主要细胞之一。能合成和分泌蛋白质形成纤维和基质，在间质更新和创伤修复中发挥重要作用。

06.072 肌成纤维细胞 myofibroblast
具有成纤维细胞和平滑肌细胞特征及功能的细胞。在创伤愈合和瘢痕形成中具有重要作用。

06.073 胶原纤维 collagenous fiber
结缔组织中由胶原蛋白组成的纤维。韧性大，抗拉力强，但弹性差，在组织中起支持和连接作用，在创伤愈合和瘢痕形成中具有重要作用。

06.074 毁损性烧伤 devastating burn
毁及皮肤和皮下组织，甚至深达肌肉和骨质或整个肢体的严重烧伤。愈合后遗留有功能障碍、畸形，甚至残废。

06.075 畸形 deformity, malformation
机体、组织或器官形态异常的现象。

06.076 毁容 disfigurement of face
各种原因导致的颜面毁损。如瘢痕畸形、眉毛缺失、双睑外翻或缺损、外耳缺损、鼻缺损、上下唇外翻或小口畸形、颈颏粘连等。

06.077 面部瘢痕挛缩 cicatricial contracture of face
颜面部烧伤后瘢痕增生导致的畸形。常有不同程度的毁容或功能障碍。包括眼、耳、鼻的破坏与缺损，面部组织绷紧或固定，表情肌活动受限等。修复目的以改善功能为主，兼顾外貌。根据畸形程度选择修复方法。

06.078 瘢痕性脱发 cicatricial alopecia
因头皮深度烧伤或感染引起毛囊破坏导致的永久性无毛发生长。

06.079 眉缺损 eyebrow defect, loss of eyebrow
因深度烧伤或感染损伤毛囊后所致的永久性眉毛缺失。

06.080 游离眉毛移植睫毛再造术 reconstruction of eyelashes with free eyebrow graft
一种修复睫毛缺失的手术方式。在同侧眉毛内端的中尖区，毛向指向内下方，依睫毛缺损长度，切取2排毛囊的条状全厚皮，供区直接缝合，在睑缘缺损处做一横行切口，深及睑板，稍稍游离，将眉毛的全层皮片旋转180°后嵌植到此创口中，用6-0丝线从一侧创缘进针，绕过移植皮片底部，再从对创缘穿出，打结固定皮片，结不宜太紧。

06.081 内眦赘皮 epicanthus
眼内眦由于瘢痕牵拉形成的蹼状瘢痕。不论位于上睑或下睑，均可用Z成形术纠正。

06.082 睫毛缺损 loss of eyelashes
因深度烧伤或感染损伤毛囊后所致的永久性睫毛缺失。其中上睑睫毛缺损对外观和功能的影响较大。

06.083 瘢痕性睑内翻 cicatricial entropion
眼睑结膜睑板瘢痕收缩所导致的睑缘向眼球方向翻转。可造成倒睫、角膜损伤等。

06.084 睑裂闭合不全 lagophthalmos
眼睑外翻或缺损引起上下眼睑不能完全闭合。部分眼球呈暴露状态，可导致角膜干燥、角化、溃疡、感染甚至失明。

06.085 睑缘粘连 ankyloblepharon

上下眼睑睑缘间发生的愈着。可导致倒睫、视力障碍等。

06.086 睑球粘连 symblepharon
睑结膜与球结膜间发生的愈着。大面积粘连可致眼球运动受限和角膜受损，导致复视、睑内翻、倒睫和视力障碍。

06.087 睑缺损 palpebral coloboma
上下眼睑的部分或全部缺失。表现为不同程度的角膜暴露，引起角膜干燥、角化和感染。

06.088 临时性睑裂缝合术 temporary lid occlusion suture
为保持眼睑复位后的稳定，防止皮片后期收缩引起外翻复发而施行的一种手术方式。即在睑缘的中内和中外的上下睑白线上，各切除一长方形黏膜，然后行褥式缝合，使上下睑完全闭合，眼睑复位稳定后可解除粘连。

06.089 眼窝再造 reconstruction of eye socket
为解除眼睑凹陷畸形，便于安戴义眼和使外形较自然，对眼窝外形进行改造的一种术式。通常用于眼球烧伤导致的眼球摘除手术后。

06.090 鼻前孔狭窄 stricture of anterior naris
鼻孔窄小、狭小或部分闭锁。常由于鼻翼瘢痕挛缩，或由于鼻翼和鼻小柱的缺损、移位与较广泛的上唇瘢痕挛缩所致。轻度狭窄或隔膜状瘢痕可采用Z成形术修复，严重闭锁可采用包膜状植皮法修复。

06.091 鼻尖缺损 defect of nose-tip
鼻尖缺失或毁损。多由特定的化学烧伤或接触炽热金属烧伤引起。特点为鼻尖、鼻小柱上段缺损，鼻翼内侧缺损，鼻孔缩小，鼻孔朝上、变窄。可采用额部扩张后的"矛头"岛状瓣再造鼻尖。

06.092 鼻翼缺损 defect of nasal alae
鼻翼缺失或毁损。鼻翼包括拱形的鼻翼皮肤、软骨和黏膜层。深度烧伤后鼻翼烧伤区脱落自愈后出现不同程度的缺损。可采用全厚植皮、鼻唇沟皮瓣转位、耳郭复合组织移植，严重者可行全鼻再造。

06.093 全鼻再造术 total nose reconstruction
用于修复全鼻缺损或严重鼻翼缺损的一种术式。可解决鼻下端、鼻尖、鼻翼、鼻小柱缺损和鼻背瘢痕，鼻孔前庭暴露，鼻道开口狭窄等问题。可选用扩张后额正中皮瓣、额斜皮瓣或游离皮瓣等再造全鼻。

06.094 鼻唇沟瓣 nasolabial flap
蒂位于鼻唇沟内侧或上方的皮下组织岛状瓣。瓣的宽度可等于鼻翼创面的宽度，而长度增加20%适于中、轻度鼻翼缺损，黏膜外翻。适用于鼻唇沟、鼻颊沟附近软组织松软无瘢痕增生者。

06.095 外耳道狭窄 stricture of external auditory canal
耳甲腔和外耳道窄小、狭小或部分闭锁。烧伤后瘢痕挛缩可导致瘢痕性外耳道狭窄，间隙出现外耳道发炎或溢脓，影响外观和功能。

06.096 外耳道闭锁 atresia of external auditory canal
深度烧伤后外耳道瘢痕增生和过度收缩（以环状瘢痕多见）导致的外耳道完全封闭。影响外观和听力，可伴随外耳道积脓、炎症和听力下降。

06.097 外耳道成形术 external auditory meatoplasty
用于修复外耳道狭窄和闭锁的一种手术方式。按外耳道创缘特点，在耳甲腔底选1~2个短弧形切口，形成小三角皮瓣，插入外耳道口已切除瘢痕的创面，打断环形创缘。后切取中厚皮片，按包膜植皮术或作游离皮片移植，将小三角形皮缝合成"Z"形。皮片成活后需放硅胶管于外耳道，以防挛缩。

06.098 耳垂缺损 defect of ear lobe
各种原因导致的耳垂缺失现象。可按耳垂缺损情况设计皮瓣，转移至缺损区。在皮瓣内埋植软骨片重建耳垂不会缩小。

06.099 耳郭缺损 auricular defect
各种原因导致的耳郭缺失现象。如耳轮不大时，可将耳郭全层做星状切除，后分层缝合，保持了正常耳的外形；如果耳轮瘢痕较大，切除瘢痕后，将创缘后面剥离，向前推移卷成新耳轮，褥式贯穿缝合固定。

06.100 耳缺损 ear defect
各种原因导致的全耳缺失和毁损现象。需用皮肤与软骨支架才能修复。根据局部情况可采用颞筋膜岛状瓣或游离皮瓣修复。

06.101 菜花状耳 cauliflower ear
耳郭深度烧伤治愈后软骨缺损、破碎，皮肤皱缩，与深层瘢痕粘连，卷曲一团，失去耳郭结构与外形的外耳畸形。形似菜花，触之硬韧，并有压痛。多由于深Ⅱ度烧伤和局限Ⅲ度烧伤后化脓性感染引起软骨感染和软骨坏死所致。

06.102 推进耳轮瓣 advanced helical flap
用于修复耳郭缺损的一种手术方式。根据需要在耳后设计一双蒂皮瓣，剥离后向耳轮处推进，将皮瓣卷成耳轮状，缝合固定。继发创面小者可直接拉拢缝合，大的可行游离植皮。

06.103 游离耳郭复合组织修复 repair with free compound auricular tissues
采用耳郭复合组织包括皮肤、皮下、耳软骨修复缺损鼻翼的手术方式。成活后色泽、质地较好，弧度和鼻翼相似，外形好，收缩少。适用于鼻翼缺损区软组织松软，瘢痕较少，缺损宽度较小，而耳郭健康者。

06.104 小口畸形 microstomia
烧伤后口周瘢痕挛缩导致的口裂过小。影响进食、说话和外观。

06.105 口周瘢痕挛缩 perioral cicatricial contracture
口周组织深度烧伤后瘢痕挛缩产生的畸形。可造成上、下唇外翻，口角倾斜，小口畸形等。

06.106 口角开大术 commissurotomy
通过手术使小口畸形患者口角恢复正常形态的术式。正常口角位于两眼平视时，通过瞳孔中点的垂线与口裂的交点。修复方法有在口角处设计黏膜瓣、唇红组织瓣及方形口角法等。

06.107 唇红缺损 vermilion defect
主要累及唇部唇红黏膜的缺损。若缺损量不大，可用邻近的唇红组织或口腔黏膜组织进行修复。

06.108 上唇缺损修复 repair of upper lip defect
复位上唇组织，纠正错位愈合，并修复上唇组织缺损的术式。可根据缺损的大小、部位及邻近组织情况选择运用直接缝合、交叉唇瓣法、岛状交叉瓣法等。

06.109 唇外翻 ectropion of lip, cheilectropion
烧伤瘢痕挛缩导致的上、下唇黏膜翻出，口唇闭合困难的现象。常伴流涎，并有吞咽、语言等功能障碍。依瘢痕大小及部位、组织缺损或畸形情况，选择不同修复方法。可采用局部皮瓣或游离植皮修复。

06.110 下唇外翻修复 repair of lower lip ectropion
纠正和改善下唇外翻畸形的手术。单纯下唇外翻，多采用游离植皮或局部皮瓣修复。若为广泛瘢痕挛缩，则用远处皮瓣或游离皮瓣修复。

06.111 交叉唇瓣 cross lip flap
用于修复上唇缺失畸形的皮瓣。在健侧下唇黏膜上设计一蒂在正中的条形黏膜瓣，切开掀起并旋转180°修复患侧上唇唇红组织不足，用蒂部重建唇珠，10天后断蒂。修复后外表好，但需注意下唇组织切取量，避免造成下唇的失衡和畸形。

06.112 面颊部洞穿性缺损 through and through cheek defect
深达面颊部肌肉，甚至下颌骨和颧骨骨皮质的严重烧伤导致的面颊部全层贯穿性缺损。最适合采用各种已预制衬里的轴型皮瓣进行修复。

06.113 面部洞穿性缺损修复 repair of perforating burn wound of face
通过手术方式用邻近组织修复面部洞穿性缺损的治疗方式。可以根据伤情合理选择随意皮瓣、轴型皮瓣及游离皮瓣等，但用于修复的组织瓣必须具有衬里层和敷盖层，并且要有足够的组织量，修复后才能达到正常的张口度与丰满度，疗效满意。

06.114 颏胸粘连 mento-sternal adhesion
颏、颈、胸部深度烧伤愈合后瘢痕挛缩形成的粘连畸形。表现为颏部与胸前壁瘢痕粘连，颈部外形完全消失，呈强迫低头姿态。

06.115 腋挛缩 axillary contracture
胸与腋、上臂、肘的瘢痕粘连挛缩畸形。典型的有蹼状瘢痕形成、上臂外展和上举受限。

06.116 腕部瘢痕挛缩 scar contracture of wrist
腕关节处皮肤瘢痕增生导致的挛缩畸形。可继发肌腱、韧带及骨关节等深部组织的畸形，其中掌侧瘢痕挛缩导致屈腕畸形，手背瘢痕挛缩导致屈腕障碍，尺侧和桡侧的瘢痕挛缩则导致尺偏或桡偏畸形。

06.117 手掌瘢痕挛缩 scar contracture of palmar, palmar contracture
掌心、手指近端和大小鱼际的瘢痕挛缩畸形。主要表现为各指及大小鱼际向掌心集中，拇指外展受限，手指不能伸直，严重者手指完全和手掌粘连呈握拳状。多为单发，多见于小儿，成人较少见。

06.118 手背瘢痕挛缩 scar contracture of dorsum manus, contracture of dorsal surface of hand
手背瘢痕增生挛缩导致的畸形。轻度表现为皮肤瘢痕化，弹性丧失或瘢痕增生握拳不紧；重度表现为掌指关节过度背伸、虎口狭窄，形成典型的"爪形手"。

06.119 爪形手畸形 claw hand deformity
手背部严重烧伤后瘢痕挛缩导致的一种典型畸形。手背瘢痕挛缩使手掌横径缩窄，掌指关节背伸，拇指内收，指蹼消失，拇指与其他四指并列，严重者正常掌骨横弓变平。

06.120 连指手套状并指 mitten deformity
手部深度烧伤后，由于治疗不当，包扎时指间未放纱布，而将手指并拢包扎，导致愈合后各指相互连在一起的畸形。但掌指和指间关节可伸屈活动。

06.121 并指 syndactyly

深度烧伤后2个或2个以上的指间有蹼状物形成或互相粘连的手部畸形。分为不全和完全粘连。

06.122 不全性并指 partial syndactyly
又称"部分并指"。烧伤后指近节愈合时，由于治疗不当，如换药时并在一起包扎或植皮未植，愈合后各指部分连在一起形成的手部畸形。

06.123 并趾 syndactyly
深度烧伤后2个或2个以上的趾间有蹼状物形成或互相粘连的足部畸形。分为不全和完全粘连。

06.124 不全性并趾 partial syndactyly
又称"部分并趾"。烧伤后趾近节愈合时，由于治疗不当，如换药时并在一起包扎或植皮未植，愈合后各趾部分连在一起的足部畸形。

06.125 分指术 correction of syndactyly, division of cicatricial web
修复并指畸形的术式。主要目的是使手指分开后能各自发挥正常功能，并有良好的美容效果。血管神经的处理和指蹼成形是手术的关键步骤，最常见的并发症是瘢痕形成后导致的屈曲挛缩，因此术后的固定和早期功能锻炼非常重要。

06.126 分趾术 correction of syndactyly, division of cicatricial web
修复并趾畸形的术式。主要目的是使足趾分开后能各自发挥正常功能，并有良好的美容效果。血管神经的处理和趾蹼成形是手术的关键步骤，最常见的并发症是瘢痕形成后导致的屈曲挛缩，因此术后的固定和早期功能锻炼非常重要。

06.127 踇甲皮瓣移植拇指再造术 nail skin flap of great toe for thumb reconstruction
采用踇趾带趾甲的游离神经血管皮瓣——踇甲皮瓣，用于移植修复拇指皮肤、甲床缺损的手术。适用于拇指撕脱伤和严重烧伤，指骨、关节完好者。

06.128 肌腱粘连松解术 myotenolysis, myotendolysis
肌腱缝合或移植手术后，因肌腱粘连而限制手指活动，可于术后3~6个月内施行粘连松解。手术可经原切口进入，显露移植或缝合的肌腱，切除瘢痕组织，锐性剥离粘连部位后缝合伤口，术后24h开始伸屈功能练习。

06.129 第一掌骨拇指化 pollicization of thumb metacarpal
用第一掌骨修复拇指缺失的术式。适用于示、中指或五指俱失，不要求或不适合足趾移植时的拇指再造。在手掌侧、背侧及第1、2掌骨间做"Z"形切口，掌侧纵切口靠近第2掌骨，背侧纵切口靠近第1掌骨，切开后掀起皮瓣，显露内收拇肌并切断横头，使第1、2掌骨间隙增宽，将"Z"形瓣分别包绕第1、2掌骨缝合，如还有创面可行全厚植皮。

06.130 旋转截骨术 rotary osteotomy
用于修复采用瘢痕松解难以使拇指达到对掌位，拇指长时间内收畸形的一种术式。具体方式为将第一掌骨中断锯断旋转至拇指为对掌位，用克氏针固定。

06.131 示指移植拇指再造术 reconstruction of thumb by index finger transfer
移植示指以修复拇指缺损的一种手术方式。具体为在示指基部掌、背侧做"V"形切口，再于拇指残端将瘢痕切除，沿虎口缘横行切开并延伸至第二掌骨桡侧形成掌、背两个矩形皮瓣，显露示指屈肌腱两侧的血管神经束，游离示指即移向拇指残端，用克氏针固定于功能位，分层缝合伤口。

06.132 指蹼加深术 web space release
修复指蹼的深度和宽度，纠正指蹼挛缩畸形的一种手术方式。可用于假蹼形成、瘢痕粘连甚至并指等，修复方法较多，可根据畸形适当选择。

06.133 指间关节融合术 arthrodesis of interphalangeal joint of hand
采用克氏针将指关节固定于功能位的手术方式。适用于烧伤后近侧指间关节破坏严重，不能通过修复肌腱、关节囊等组织及其活动功能的患者，尤以 2~5 指多指损伤者更为适合。

06.134 瘢痕挛缩性足下垂 cicatricial contracture foot drop
下肢严重深度烧伤治愈后，小腿后侧瘢痕增生挛缩，或因腓肠肌跟腱部分烧毁或治疗不当造成的足下垂。患者距骨与跟骨的衔接发生改变，足跟向上提，跟腱紧张，用足趾站立。严重者伴三关节变位，蹠趾关节过伸，背侧挛缩半脱位，不能下地行走。根据畸形程度采取不同治疗方法。

06.135 足背瘢痕挛缩 cicatricial contracture of dorsum of foot
足背烧伤后发生的瘢痕挛缩。主要表现为足趾向上翻，严重时跖趾关节向背侧脱位或包埋于瘢痕组织中，造成行走不便、站立与穿鞋困难。可根据伤情选择适合的修复方法。

06.136 会阴瘢痕挛缩 cicatricial contracture of perineum
会阴烧伤后发生的各种瘢痕挛缩畸形。包括前后区、腹股沟区蹼状瘢痕，阴茎、阴囊瘢痕挛缩移位，女性会阴部蹼状瘢痕，阴道口蹼状瘢痕假性闭锁等。治疗包括瘢痕切除、松解，局部改形术，皮片移植术等；主要目的是纠正肛门外生殖器畸形，恢复会阴部及下肢正常功能。

06.137 阴茎缺损 penile defect
各种原因造成的阴茎部分或全部缺损。阴茎缺损不仅影响正常排尿姿势、丧失性功能和生殖功能，而且患者精神创伤极大，迫切要求阴茎再造恢复生理功能。

06.138 阴囊再造术 reconstruction of scrotum
利用邻近的轴型皮瓣或吻合血管的游离皮瓣重建阴囊的手术。

06.139 肛门缩窄术 repair of stricture in anal region
松解缩小肛门，或重建肛门的手术。以解除排便困难症状、恢复其正常功能。肛门狭窄分真性肛门狭窄和假性肛门狭窄，前者可发生慢性肠梗阻、食欲不振、消瘦、营养不良等症状，后者为瘢痕的狭窄口与肛门之间尚有一定距离，采用 X 线造影即可确诊。根据伤情选择适合的修复方法。

06.140 屈曲挛缩 flexion contracture
挛缩导致的肢体弯曲畸形。

06.141 环状瘢痕挛缩 circumferential cicatricial contracture
围绕孔道一周的环形瘢痕导致的挛缩畸形。多见于体表孔道开口，造成口径狭窄或肢体环状挛缩，影响正常功能。

06.142 关节僵直 stiffness
关节周围烧伤后瘢痕增生挛缩，导致关节屈伸不能、关节僵硬的功能障碍。

06.143 关节强直 ankylosis
人体关节在病理状态下关节功能受限所导致的屈伸不利、僵硬等的一种状态。

06.144 关节挛缩 arthrogryposis
又称"指屈曲畸形"。由于指间关节背侧伸肌腱、关节囊被烧毁或屈肌腱的收缩导致的指间关节过度屈曲、关节面骨性愈合的畸形。

06.145 关节融合术 arthrodesis
采用克氏针将关节固定于功能位的手术治疗方式。用于纠正烧伤后指间关节弯曲。

06.146 关节成形术 arthroplasty
用于纠正严重掌指关节僵硬或关节周围粘连的手术方式。在掌指关节一侧切口切开关节囊，剥离骨头周围的关节囊，切除部分掌骨头，将断端锉平，包扎时用石膏固定于90°，2周后开始锻炼。

06.147 关节囊切除术 articular capsulectomy
松解关节囊内粘连，纠正关节活动受限的一种手术治疗方式。在骨关节本身无畸形、伸指肌腱无粘连及手内肌仍良好时，关节囊切除效果良好。具体方式：于关节两侧纵行切口，剥离骨间肌显露关节囊，切除侧副韧带及背侧关节囊，关节囊内有粘连时同时松解，务必使关节能充分活动，包扎固定于90°，2周开始关节功能锻炼。

06.148 色素减退 hypopigmentation
皮肤色素减少或脱失的病理现象。表现为皮肤白斑。与黑素细胞数目减少、活性减退和酪氨酸酶异常有关。

06.149 瘢痕溃疡 scar ulcer
瘢痕组织上出现的表皮和真皮部分缺损。由于瘢痕局部血液循环差，上皮细胞萎缩，易受外力作用出现破损，破损不易愈合或反复发生，晚期可发生恶变。

06.150 瘢痕癌 carcinoma of scar
又称"马乔林溃疡（Marjolin ulcer）"。由瘢痕或瘢痕疙瘩恶变形成的癌症。多因长期慢性机械性刺激致瘢痕溃破，始终不愈或反复发作，经过慢性溃疡阶段后外观呈火山口样、菜花状或虫食状。瘢痕溃疡分泌物恶臭、触之易出血是瘢痕癌的重要临床特征。多见于烧伤瘢痕，男多于女，老多于少，好发于肢体，病程长。

06.151 鳞状细胞癌 squamous cell carcinoma
鳞状上皮来源的恶性肿瘤。

06.152 基底细胞癌 basal-cell carcinoma
基底细胞来源的恶性肿瘤。

06.153 软组织扩张器 soft tissue expander
用于扩张软组织的一种医疗器械。用医用硅橡胶制作，由扩张囊、注射壶和导管三部分组成，扩张囊有不同形状、容量和规格可供选择。分为可控式扩张器和自行膨胀式扩张器两类，前者多用。

06.154 软组织扩张术 soft tissue expansion
利用组织扩张器的扩张作用，获得额外皮肤软组织进行皮肤缺损修复和器官再造的一种外科方法。通过手术方法将扩张囊埋植于皮下或肌肉下面，然后通过注射壶定期注入无菌生理盐水，使得扩张囊表面的皮肤随着球囊的增大而逐渐扩张、伸展，以提供额外的皮肤与皮下组织来修复缺损或形成一定的腔隙供植入骨、软骨和赝复体。

06.155 皮瓣修整[术] revision of skin flap
对皮瓣的厚度和形状进行改造使之符合要求的手术方式。可即时或延期进行。

06.156 皮瓣修薄[术] thinning of skin flap, skin flap flattening
通过去除脂肪和皮下组织对皮瓣的厚度进行改造，以改善皮瓣臃肿外观和适应功能需要的手术方式。包括皮瓣修薄和皮瓣舒平术。

06.157 锯齿状切开 zig-zag incision
用于预防跨关节瘢痕造成的关节功能障碍的一种手术方式。跨关节的切口如为直线型，影响局部的功能，故采用锯齿样切开，使伤口两侧的皮肤互相交错缝合或采用游离植皮，目的是防止直线型挛缩，影响功能。

06.158 瘢痕皮 scar skin
萎缩瘢痕的上皮。自体皮源缺乏时，可用滚轴刀削取瘢痕皮（刃厚），瘢痕皮供区自行愈合，或者用手术刀切取全厚瘢痕皮，供区直接缝合。

06.159 Z 成形术 Z-plasty
用以改善索状瘢痕挛缩的手术方式。顺瘢痕长轴切开再于两侧做斜切口形成类似"Z"形切口，即在瘢痕上设计对偶三角形皮瓣，然后互换位置即可延长挛缩方向的长度，三角形皮瓣的角度越大，则其增长的长度也越大，但角度太大时常因两侧皮肤松动受限，不易达到转移目的，一般以 60°为宜。

06.160 连续 Z 成形术 continuous Z-plasty
瘢痕较长或局部为狭长部位时，做连续几对三角形皮瓣，以解除挛缩的手术方式。同一段距离，做单 Z（1 对）转移不及多 Z（多对）转移延长的效果好。

06.161 W 成形术 W-plasty
以瘢痕长轴为纵轴线，在瘢痕两侧做连续"W"形组成的锯齿状切口线的手术。切除瘢痕组织后切口两侧做适度皮下剥离，皮下减张缝合后将两侧切缘的三角形皮瓣交互嵌插，准确对位缝合。用于改善较长、较宽且瘢痕与正常皮肤交错不甚规整的条索状瘢痕及僵直的锐器伤瘢痕。

06.162 五瓣成形术 penta-flap plastic operation, five-flap plasty
采用 2 个 Z 成形术和 1 个 Y-V 成形术将蹼状瘢痕设计为五瓣形的手术方式。其中三瓣位于正常皮肤较多一侧，切开形成 5 个三角皮瓣，在充分松解深层挛缩组织后，相互调换皮瓣位置，延长瘢痕纵轴长度以矫正蹼状瘢痕，解除挛缩畸形。适用于质地较软、较宽大及组织可移动度较大的蹼状瘢痕。

06.163 皮内缝合[法] intradermal suture, subcuticular suture
在真皮行间断或连续缝合的缝合方法。使创缘皮肤面对合，避免术后皮肤上出现针孔瘢痕。

06.164 褥式缝合[法] mattress suture
主要用于皮肤创口张力很大时的缝合方法。有水平褥式和垂直褥式缝合法，均有使创缘外翻、扩大创缘接触面、利于愈合的优点。

06.165 连续缝合[法] continuous suture, running suture
游离植皮时，缝合时游离皮片边缘与受区创缘进行连续锁边缝合的方法。使创缘严密对合，且手术速度快。

06.166 电凝法 electrocoagulation
采用高频电流的电热凝结小血管进行止血的方法。分单极和双极电凝法两种。可缩短手术时间。

06.167 显微外科 microsurgery
在手术显微镜或手术放大镜下，借助显微外科手术器械，完成高度精细、高度无创外科手术的学科。通过小血管吻合的方法，可使有些需多次进行的手术治疗过程在一次手术中完成，这不仅缩短了疗程，而且减轻了患者的痛苦，保住了用传统方法治疗无法保留的肢体。

06.168 手术显微镜 operating microscope
用于工作距离长的外科精细手术中的一种体视显微镜。由光学系统、照明系统、支架及各种附加设备组成。主要适用于教学实验中的动物解剖、微细血管和神经的缝合，以及其他需要借助显微镜进行的精细手术或检查。

07. 烧伤麻醉

07.001 麻醉 anesthesia
通过药物或其他方法使患者整体或局部暂时失去痛觉和/或知觉，以达到无痛目的的技术。为手术治疗或其他医疗检查提供条件。

07.002 麻醉药 anesthetic
能使整个机体或机体局部暂时、可逆性失去知觉及痛觉的药物。根据其作用范围可分为全身麻醉药及局部麻醉药；根据其作用特点和给药方式不同，又可分为吸入麻醉药和静脉麻醉药。

07.003 麻醉药品 nacrotic drug, narcotics
对中枢神经有麻醉作用，连续使用后易产生身体依赖性、能形成瘾癖的药品。麻醉药品并非毒品。包括阿片类、可卡因类、大麻类、合成麻醉药类，以及国家食品药品监督管理局指定的其他易成瘾癖的药品、药用原植物及其制剂。

07.004 精神药品 psychotropic substance
直接作用于中枢神经系统，使之兴奋或抑制，连续使用可以产生依赖性的药品。依据对人体产生依赖性和危害人体健康的程度，分为第一类和第二类。贮存、使用应认真管理，严禁滥用。

07.005 Ⅰ相肝内药物代谢途径 Ⅰ phase intrahepatic metabolic pathways of drug
主要由酶系统如细胞色素 P450 系统，将药物氧化、还原及羟基化的代谢途径。属于此种代谢途径的药物有利多卡因、戊巴比妥和安定等。由于烧伤可引起代谢障碍，因此应注意药物反复使用后的蓄积作用。

07.006 Ⅱ相肝内药物代谢途径 Ⅱ phase intrahepatic metabolic pathways of drug
以Ⅰ相反应生成的代谢物为底物，在转移酶类作用下，底物的极性基团分别与葡萄糖醛酸、甘氨酸、硫酸及谷酰胺等结合，形成水溶性更强的最终排泄物的代谢途径。药物经Ⅰ、Ⅱ相代谢后，极性增加，易于从体内排泄。

07.007 肌肉松弛药 muscle relaxant
简称"肌松药"。直接作用于横纹肌，使其松弛的药物。是临床麻醉常用的药物。协调机械通气时，有时也需要借助肌松药的作用。种类繁多，按作用机制分为去极化、非去极化及混合型。

07.008 非去极化类肌松药 nondepolarizing muscle relaxant
又称"竞争性肌松药"。竞争性占据突触后膜上的胆碱受体，阻断乙酰胆碱的去极化作用而产生骨骼肌松弛作用，但本身并不产生去极化作用的肌肉松弛药物。包括筒箭毒碱、汉肌松等。本型对抗药为抗胆碱酯酶药"新斯的明"。

07.009 去极化类肌松药 depolarizing muscle relaxant
又称"非竞争性肌松药"。与乙酰胆碱竞争位于突触后膜的受体，且极化作用较乙酰胆碱持久，导致终极对乙酰胆碱的反应性降低，因而也产生肌肉松弛作用的肌肉松弛药物。如琥珀胆碱。新斯的明不但不能对抗本型的作用，甚至会使之加剧。

07.010 麻醉诱导 anesthesia induction
应用全麻药使患者从清醒状态进入全麻状态的过程。在这段时间要求手术患者能迅速而平稳地过渡，避免兴奋、挣扎、咳嗽，保持呼吸道的通畅，防止呼吸、循环及超限度抑制。

07.011 吸入麻醉 inhalation anesthesia
通过呼吸道和肺吸收药物入血而产生麻醉作用的技术。包括挥发性液体和气体吸入麻醉药两类。目前多用麻醉性能较强、较安全易控的液体类吸入麻醉药如氟烷。

07.012 静脉麻醉 intravenous anesthesia
通过静脉给药产生麻醉作用的技术。多数用于吸入全麻诱导、辅助吸入全麻、基础麻醉或时长较短的手术，不足之处在于可控性较差，反复使用静脉麻醉药物会使之蓄积在体内，难以迅速消除。

07.013 单纯静脉麻醉 total intravenous anesthesia, TIVA
近年来在静脉超短效药物的开发和基于药代动力学及药效学研究的静脉给药技术基础上，出现的仅以静脉麻醉药物完成的麻醉。常用的药物有异丙酚和瑞芬太尼。

07.014 复合麻醉 combined anesthesia
将一种以上的麻醉药物和/或麻醉方法配合，以期药物和/或方法之间彼此取长补短，借以取得较佳临床效果的麻醉方法。现今临床所用麻醉方法几乎都采用复合方式。

07.015 神经传导阻滞 nerve block
用化学或物理的方法阻断末梢脑脊髓神经节、脑脊髓神经、交感神经节的向心传导。最常用的方法是将常用浓度的局部麻醉药注入上述部位或其平面起到止痛效果。

07.016 局部麻醉 local anesthesia
利用阻滞神经传导的药物，使麻醉作用局限于躯体某一局部的麻醉技术。感觉神经被阻滞时，产生局部的痛觉及感觉的抑制或消失；运动神经同时被阻滞时，产生肌肉运动减弱或完全松弛。这种阻滞是暂时和完全可逆的。

07.017 表面麻醉 topical anesthesia
将穿透力强的局麻药施用于黏膜表面，使其透过黏膜而阻滞位于黏膜下的神经末梢，使黏膜产生麻醉现象的麻醉技术。眼、鼻、咽喉、气管、尿道等处的浅表手术或内镜检查常用此法。

07.018 患者自控镇痛 patient controlled analgesia, PCA
借助一些装置（电子的或机械的），由患者自己控制的小剂量使用镇痛药的方法。遵循"按需止痛"的原则，可减少医护人员工作量，减轻患者的心理负担。

07.019 控制性降压 controlled hypotension
手术期间有意识地降低患者的血压，以减少术中失血量，降低大血管的张力，控制术中高血压危象的临床麻醉技术。一般将血压控制在60~80mmHg（8~10.6kPa），时间最好不超过30~60min。常用降压药为硝普钠、硝酸甘油。

08. 烧伤护理

08.001　整体护理　holistic nursing
一种护理行为的指导思想或护理观念。提倡以人为中心，以现代护理观为指导，以护理程序为基础框架，并且把护理程序系统化地运用到临床护理和护理管理中去。目标是根据人的生理、心理、社会、文化、精神等多方面的需要，提供适合个体的最佳护理。

08.002　护理诊断　nursing diagnosis
对护理对象生命过程中的生理、心理、社会文化、发展等方面现有或潜在健康问题的临床诊断。

08.003　护理程序　nursing process
指导护理人员以满足护理对象身心需要，恢复或增进健康为目标，运用系统方法实施计划性、连续性、全面整体护理的一种理论与实践模式。

08.004　护理措施　nursing intervention
护士协助患者实现护理目标的具体方法与手段。规定了解决健康问题的护理活动的方式与步骤。

08.005　基础护理　basic nursing
以患者为中心，针对致病因素和疾病本身导致患者在生理功能、机体代谢、形体和心理状态等方面的异常变化，采取相应的科学护理对策，帮助或指导患者解除这些变化带来的痛苦和不适应，使之处于协调、适应的最佳身心状态，促进患者恢复健康。

08.006　护理评估　nursing evaluation
护理程序的第一阶段。有目的、有计划、系统地收集资料，以全面了解患者的健康状态。

08.007　特别护理记录　special nursing record
护士根据医嘱和病情对危重、大手术后或接受特殊治疗须严密观察病情的患者所做的客观记录。目的是及时了解患者病情变化，观察治疗或抢救后的效果。

08.008　基础生命支持　basic life support
抢救心脏骤停等急危重症患者的基本措施。主要包括：开放气道、人工呼吸、胸外心脏按压和除颤。

08.009　加强监护　intensive care
对收治的各类急危重症患者，使用先进的医疗技术、现代化的监护和抢救设备，对其实施集中的加强治疗和护理。以最大限度地确保患者的生存及随后的生命质量。

08.010　加强监护病房　intensive care unit, ICU
又称"重症监护室"。专门收治危重病症并给予精心监测和精确治疗的病房。是急救医疗体系的重要组成部分，是救治急危重症患者的最后一个环节，集中利用先进的仪器设备和训练有素的医护人员，对患者实施监测和有效的救治。

08.011　心肺复苏　cardiopulmonary resuscitation, CPR
对呼吸心跳停止的急危重症患者所采取的关键抢救措施。包括采用胸外按压形成暂时的人工循环，同时用人工呼吸代替自主呼吸，快速电除颤转复心室颤动，以及尽早使用血管活性药物来重新恢复自主循环。

08.012　临床观察　clinical observation
又称"病情观察"。护士在护理工作中积极

启动感觉器官以及应用辅助工具，有目的、有计划地了解、观察患者的生理、病理变化和心理反应的知觉过程。

08.013　休克期观察　shock stage observation
通过留置导尿、心电监护、生命体征测量等方式对休克期患者的神志、生命体征、尿量、血流动力学、末梢循环、血气等方面进行严密监测，全面掌握休克期患者病情的发生发展，确保有效的治疗。

08.014　生命体征　vital sign
用来判断患者的病情轻重和危急程度的指征。主要有心率、脉搏、血压、呼吸、瞳孔反射和角膜反射等。

08.015　经皮氧监测　transcutaneous oxygen pressure monitor
通过皮肤表面氧感探头进行的血氧饱和度和氧分压监测。通常选取四肢末端皮肤进行监测，当末梢血液循环不良时偏差较大。

08.016　心电监测　cardiac monitoring
又称"心电监护"。通过心电监测仪连续观察心脏电活动的一种无创监测方法。可实时观察病情，提供可靠、有价值的心电活动指标，并指导实时处理。对于有心电活动异常或重症患者有重要使用价值。

08.017　导尿术　urethral catheterization
在严格无菌操作下，用导尿管经尿道插入膀胱引出尿液的方法。

08.018　留置导尿　indwelling catheterization
导尿后将导尿管保留在膀胱内，持续引流尿液的方法。长期留置尿管的患者需要密切观察，适时更换导尿管。

08.019　吸氧　oxygen uptake
通过吸入氧浓度高于空气的气体，以提高血氧含量及动脉血氧饱和度，改善缺氧状态的过程。是常用的急救措施之一。

08.020　鼻饲[法]　nasogastric feeding
将胃管经一侧鼻腔插入胃内，从管内灌注流质食物、水和药物的方法。

08.021　吸痰术　sputum suctioning
利用负压作用，用导管经口、鼻腔、人工气道将呼吸道分泌物吸出，以保持呼吸道通畅的技术。

08.022　引流术　drainage
通过外科手术导引体内积液流出，用于排出体内脓液，解决和预防术后术区渗液过多的技术。可接负压吸引提高引流效果。

08.023　引流物　drain
通过负压引流管流出的液体。

08.024　体位引流　postural drainage
将患者置于特殊的体位，借助重力的作用将肺及支气管内所积存的分泌物引流至较大的气管，通过咳嗽排出体外的方法。

08.025　雾化疗法　nebulizalion therapy, aerosolized therapy
又称"气溶胶吸入疗法（aerosol therapy）""雾化治疗"。将药液以气雾状喷出，由呼吸道吸入的方法。

08.026　氧气疗法　oxygen therapy
简称"氧疗"。通过吸入不同浓度的氧，使吸入氧浓度和肺泡氧分压升高，以升高动脉血氧分压，缓解或纠正低氧血症的治疗方法。

08.027　备皮　prepare skin
外科手术前对患者进行手术区域清洁的工作。包括清除体毛、皮肤清洗以及聚维酮碘擦洗等。

08.028　负压封闭引流　vacuum sealing drainage, VSD
使用含有引流管的聚乙烯酒精水化海藻盐泡沫敷料覆盖或填充皮肤、软组织缺损的创面，再用生物半透膜进行封闭，使其成为一个密闭空间，最后把引流管接通负压源，通过可控制的负压来促进创面愈合的治疗方法。

08.029　输液泵　infusion pump
一种能够准确控制输液滴数或输液流速，保证药物能够速度均匀、药量准确且安全地进入患者体内发挥作用的仪器。

08.030　创伤后应激障碍　posttraumatic stress disorder
突发性、威胁性或灾难性生活事件导致个体延迟出现和长期持续存在的精神障碍。其临床表现以再度体验创伤为特征，并伴有情绪的易激惹和回避行为。

08.031　心理康复　psychological rehabilitation
患者在专家的指导与帮助下，逐渐摆脱消极心理的影响，建立起积极人生目标的过程。

08.032　疼痛护理　pain nursing
迅速有效地减轻疼痛的综合护理措施。包括患者应随时向护理人员反映疼痛，医务人员应主动询问患者，积极评估、治疗疼痛。对忍受疼痛的患者给予充分治疗是必需的，绝不能忽视其中的道德责任。

08.033　营养护理　nutrition nursing
护理人员根据对患者的营养评估、患者的疾病及其对营养的需要，与医生和营养师进行共同协商，确定患者的营养状况，并制定营养计划的护理方法。

08.034　康复护理　rehabilitation nursing
康复医学的重要组成部分。是在总的康复医疗计划下，为实现生理的、心理的、社会的和职业的全面康复目标，与康复医学和其他康复专业人员共同协作，对患者进行符合康复要求的专业护理和各种专门的功能训练，预防继发性残疾，减轻残疾的影响，以达到最大限度的康复并重返社会的护理方法。

08.035　心理护理　mental nursing
在护理全过程中，护士运用心理学的理论和技能，积极影响患者的心理状态，以达到较理想目的的护理方法。

08.036　烧伤后皮肤美容护理　skin and cosmetic therapy after burn
对烧伤后已经封闭的创面，借助美容的方法，增加祛色素、护肤药物、局部按摩等综合治疗措施，以促进血液循环，增强新陈代谢，排除污物，预防感染，预防和减轻瘢痕，达到一定美容功效的护理方法。

08.037　健康教育　health education
通过信息传播和行为干预，帮助个人和群体掌握卫生保健知识，树立健康观念，合理利用资源，采纳有利于健康行为和生活方式的教育活动与过程。其目的是消除或减轻影响健康的危险因素，预防疾病，促进健康，提高生活质量。

08.038　心理咨询　psychological consultation
专业人员运用心理科学及相关学科的知识，对来访者的心理问题提供专业帮助，促进来访者心理健康和个性充分发展的过程。

08.039　临终关怀　hospice care
对临终患者及其家属提供的全面照顾。使临终患者的生命质量得到提高，以较少的痛苦，甚至无痛苦地走完人生的最后旅程，并使其家属的身心健康得到维护和增强。

08.040　随访　follow-up, follow-up survey, follow-up visit
医院或医疗保健机构对曾在医院就诊的患者以各种通信方式进行的定期了解和指导。

08.041　生存质量　quality of life, QOL
利用药物和手术治疗使疾病得到控制的同时,从包括患者的生活等各个方面总体地、客观地对患者的生活情况进行评价。

08.042　终末消毒　terminal disinfection
对转科、出院或死亡患者及其所在病室、使用物品和医疗器械的消毒。

08.043　交叉感染　cross infection
患者或带菌者的病原体通过一定的传播途径,传播给周围的患者或健康人的过程。

09. 烧烫伤实验动物模型

09.001　实验动物学　laboratory animal science
一门研究实验动物和动物实验的新兴的综合性学科。以实验动物为主要研究对象,并将培育的实验动物应用于生命科学等研究。

09.002　实验动物　laboratory animal
经人工培育,对其携带的微生物实行控制,遗传背景明确或来源清楚,用于生命科学研究、教学、生物制品或药品生产和检定以及其他科学研究的动物。

09.003　实验用动物　animal for research
泛指所有能够用于科学实验的动物。除了实验动物,还包括野生动物、经济动物和家畜等。

09.004　动物实验　animal experiment
在实验室内,为了获得有关生物学、医学等方面的新知识或解决具体问题而使用动物进行的科学研究。

09.005　动物模型　animal model
为了保证动物实验科学、准确和重复性好,用各种方法把一些需要研究的生理或病理活动相对稳定地实现在标准化的实验动物身上,供实验研究用所建立的研究模型。

09.006　烧伤动物模型　animal model of burn injury
烧伤损伤的标准化的实验动物模型。

09.007　复合伤动物模型　animal model of combined injury
造成动物同时或相继受到不同性质的 2 种或 2 种以上致伤因素的作用而发生 2 种及以上的损伤而建立的动物模型。常见的复合致伤因素有放烧复合伤和烧冲复合伤等。

09.008　烧伤内毒素血症动物模型　animal model of endotoxemia in burn
根据动物种类的不同,采用烧伤后腹腔注射或静脉注射内毒素诱发动物发生内毒素血症损伤的动物模型。

09.009　烧伤肠源性感染动物模型　animal model of enterogenic infection in burn
采用灌胃方式等给予动物菌液后烧伤动物,诱发动物感染的动物模型。

09.010　放烧复合伤动物模型　animal model

of radiation burn

以直线加速器β射线照射动物产生损伤效应的动物模型。

09.011 光辐射烧伤动物模型 animal model of heat radiation burn, animal model of thermal radiation burn

借助红外线或光辐射作用，通过调整致伤时间和限定致伤范围建立的不同烧伤程度的动物模型。

09.012 溴钨灯烧伤动物模型 animal model of bromine tungsten lamp burn

动物麻醉后，以5kW溴钨灯为强光辐射源，利用灯的焦点热源致伤，每次能造成300~400cm^{2}体表的烧伤，通过调节光源与动物皮肤的距离和光照时间，复制不同程度烧伤的动物模型。

09.013 皮肤缺损动物模型 animal model of full-thickness skin defect

造成动物创面全层皮肤缺损所建立的动物模型。

09.014 凝固汽油烧伤动物模型 animal model of napalm burn

采用凝固汽油，通过调整燃烧时间造成动物不同烧伤程度所建立的动物模型。

09.015 烫伤动物模型 animal model of scald

采用恒温热液（沸水、热水等）或蒸汽烫伤动物皮肤，通过调整热液温度、烫伤面积和致伤作用时间等因素实现不同烫伤程度的动物模型。

09.016 30%体表面积Ⅲ度烧伤动物模型 animal model of 30% TBSA Ⅲ degree skin burn

采用恒温热液（沸水、热水等）烫伤或凝固汽油燃烧烧伤动物皮肤等方式，在体表造成30% TBSA Ⅲ度烫/烧伤的动物模型。

09.017 烧伤休克动物模型 animal model of burn shock

造成动物严重烧伤后不进行补液复苏引起动物休克的动物模型。

09.018 烧伤延迟复苏动物模型 animal model of severe burn with delayed fluid resuscitation

将动物烧伤后不立即进行补液复苏，而是根据研究需要延迟一定时间后再给予液体复苏等措施所建立的动物模型。

09.019 硫芥中毒复合烧伤动物模型 animal model of burn combined with sulfur mustard intoxication

通常指采用深Ⅱ度烧伤后皮下注射硫芥引发动物中毒的方法所建立的动物模型。主要用于军事预防医学研究。

09.020 高压电烧伤动物模型 animal model of high-voltage electric burn

采用万伏高压电放电装置致伤动物以进行实验性电烧伤相关研究的动物模型。

09.021 电烧伤动物模型 animal model of electric burn injury

采用放电装置与动物直接接触，通过控制电压与电流强度以及作用时间等造成动物烧伤的动物模型。

09.022 皮肤磷烧伤动物模型 animal model of phosphorus skin burn

将磷粉涂布于动物脱毛区域，点火助燃造成皮肤烧伤的动物模型。通常采用黄磷，通过调整黄磷量实现不同烧伤深度。

09.023 皮肤氢氧化钠烧伤动物模型 animal model of sodium hydroxide skin burn

涂抹氢氧化钠溶液于动物皮肤脱毛区，通过调整氢氧化钠溶液浓度和作用时间实现不同程度皮肤烧伤的动物模型。

09.024　氢氟酸烧伤动物模型　animal model of hydrofluoric acid burn

采用氢氟酸直接接触动物，通过调整氢氟酸浓度、作用时间和致伤面积造成不同程度烧伤所建立的动物模型。

09.025　烧伤感染动物模型　animal model of burn infection

动物烧伤后进行补液复苏等抗休克处理后尾静脉注射相应菌液诱发感染的动物模型。

09.026　烧伤创面脓毒症动物模型　animal model of burn wound sepsis

向烧伤动物的创面痂下注射相应菌液引发创面脓毒症的动物模型。

09.027　严重烧伤早期肺源性感染动物模型　animal model of pulmonary infection in early stage after severe burn

动物严重烧伤早期，通过喉镜、气管插管等装置或方式向气管内注入菌液诱发动物肺部感染的动物模型。

09.028　吸入性损伤动物模型　animal model of inhalation injury

使动物吸入有毒烟雾、热力蒸汽或化学物质等造成动物吸入性损伤的动物模型。

09.029　角膜热烧伤动物模型　animal model of corneal thermal burn

动物眼部麻醉后，采用热力蒸汽或酸/碱液烧伤暴露的角膜所建立的动物模型。

09.030　激光角膜烧伤动物模型　animal model of corneal laser burn

对动物角膜行表面麻醉后，将激光器光阑置于动物眼前，用激光照射角膜，调节照射能量于角膜中央造成白色圆形烧伤斑所建立的动物模型。

09.031　视网膜烧伤动物模型　animal model of retinal burn

利用核爆炸光辐射或高压电弧辐射造成动物视网膜烧伤所建立的动物模型。

09.032　烧伤高代谢胃肠喂养动物模型　animal model of burn hypermetabolism with continuous pump-controlled gastrostomy tube feeding

主要应用于烧伤高代谢相关研究，以手术方式等留置胃管后造成烧伤动物，诱发高代谢状态并给予动物持续胃肠营养的动物模型。

09.033　空肠旷置胃造口动物模型　animal model of burn with pre-established gastrostomy and jejunal blind segment

以手术方式造成动物部分空肠旷置，不能直接接受食物营养，进行胃管留置，体外营养，然后烧伤动物所建立的动物模型。

09.034　肥厚性瘢痕动物模型　animal model of hypertrophic scar or keloid

又称"瘢痕疙瘩模型"。通过损伤实验动物皮肤后不予以治疗而使其自动愈合，或将人的全厚皮片移植入损伤动物皮肤缺损创面等途径形成肥厚性瘢痕愈合的动物模型。

09.035　急性心肌缺血动物模型　animal model of acute myocardial ischemia

通过物理、化学或机械的方法造成动物冠状动脉急性供血不足诱发心肌缺血的动物模型。

09.036　缺氧动物模型　animal model of hypoxia

通过降低密闭空间内氧气浓度造成动物吸入氧气不足而导致动物缺氧损伤的动物模型。

09.037 肺水肿动物模型 animal model of pulmonary edema

通过使动物吸入化学毒气或向动物注射某些生理盐水或化学物质等方法诱发动物发生肺水肿的动物模型。

英汉索引

A

abnormal calcification of joint 关节异常钙化 03.256
abnormal ossification of joint 关节异常骨化 03.255
abnormal protein band in burn serum 烧伤后血清蛋白异常带 01.155
abscess 脓肿 01.102
acalculous cholecystitis 非结石性胆囊炎 03.241
acellular dermal matrix 脱细胞真皮基质 05.158
acid-base equilibrium 酸碱平衡 01.051
acid burn 酸烧伤 04.066
acidosis ＊酸中毒 01.052
acquired immunity ＊获得性免疫 01.128
active exercise 主动运动 06.025
activity of daily living 日常生活活动 06.007
acute infective endocarditis 急性感染性心内膜炎 03.115
acute lung injury 急性肺损伤 03.163
acute phase protein 急性期蛋白 01.157
acute phase reaction 急性期反应 01.156
acute radiation disease 急性放射病 04.111
acute radiation effect 急性放射效应 04.107
acute radiation injury of skin 急性皮肤放射损伤 04.105
acute renal failure 急性肾衰竭 03.196
acute respiratory distress syndrome 急性呼吸窘迫综合征 03.165
acute tubular necrosis 急性肾小管坏死 03.181
acute upper airway obstruction 急性上呼吸道梗阻 04.005
ADH 抗利尿激素，＊血管升压素 01.123
adhesion 粘连 06.068
adjacent skin flap 邻位皮瓣，＊局部皮瓣 05.095
ADL 日常生活活动 06.007
adrenaline 肾上腺素 02.051
advanced helical flap 推进耳轮瓣 06.102
advancement skin flap 推进皮瓣 05.079
aerosolized therapy 雾化疗法，＊雾化治疗 08.025
aerosol therapy ＊气溶胶吸入疗法 08.025

agent for accelerating decrustation 促脱痂药物 05.021
agent for healing 促愈合药物 05.019
agent for incrustation 促结痂药物 05.020
air-driven dermatome 气动取皮机 05.055
airway clearance 气道清除 04.030
airway resistance 气道阻力 03.153
aldosterone 醛固酮 01.124
ALI 急性肺损伤 03.163
alkali burn 碱烧伤 04.074
alkalosis ＊碱中毒 01.052
allergic reaction ＊变态反应 04.145
allogeneic skin 同种异体皮肤 05.145
allogeneic transplantation 同种异体移植 05.165
alloskin 同种异体皮肤 05.145
allotype rejection 同种异型排斥[反应] 01.172
alteration of intestinal flora 肠道菌群失调症 04.138
alveolar-artery oxygen partial pressure gradient 肺泡-动脉血氧分压差 03.160
alveolar surface tension 肺泡表面张力 03.157
alveolar surfactant 肺泡表面活性物质 03.158
amniotic membrane 羊膜 05.164
AMV 辅助机械通气 04.036
anabolism 合成代谢 02.033
anaerobic wound infection 创面厌氧菌感染 03.063
analgesic 镇痛药 02.015
anesthesia 麻醉 07.001
anesthesia induction 麻醉诱导 07.010
anesthetic 麻醉药 07.002
animal experiment 动物实验 09.004
animal for research 实验用动物 09.003
animal model 动物模型 09.005
animal model of burn infection 烧伤感染动物模型 09.025
animal model of 30% TBSA Ⅲ degree skin burn 30%体表面积Ⅲ度烧伤动物模型 09.016
animal model of acute myocardial ischemia 急性心肌

· 95 ·

缺血动物模型 09.035
animal model of bromine tungsten lamp burn 溴钨灯烧伤动物模型 09.012
animal model of burn combined with sulfur mustard intoxication 硫芥中毒复合烧伤动物模型 09.019
animal model of burn hypermetabolism with continuous pump-controlled gastrostomy tube feeding 烧伤高代谢胃肠喂养动物模型 09.032
animal model of burn injury 烧伤动物模型 09.006
animal model of burn shock 烧伤休克动物模型 09.017
animal model of burn with pre-established gastrostomy and jejunal blind segment 空肠旷置胃造口动物模型 09.033
animal model of burn wound sepsis 烧伤创面脓毒症动物模型 09.026
animal model of combined injury 复合伤动物模型 09.007
animal model of corneal laser burn 激光角膜烧伤动物模型 09.030
animal model of corneal thermal burn 角膜热烧伤动物模型 09.029
animal model of electric burn injury 电烧伤动物模型 09.021
animal model of endotoxemia in burn 烧伤内毒素血症动物模型 09.008
animal model of enterogenic infection in burn 烧伤肠源性感染动物模型 09.009
animal model of full-thickness skin defect 皮肤缺损动物模型 09.013
animal model of heat radiation burn 光辐射烧伤动物模型 09.011
animal model of high-voltage electric burn 高压电烧伤动物模型 09.020
animal model of hydrofluoric acid burn 氢氟酸烧伤动物模型 09.024
animal model of hypertrophic scar or keloid 肥厚性瘢痕动物模型，*瘢痕疙瘩模型 09.034
animal model of hypoxia 缺氧动物模型 09.036
animal model of inhalation injury 吸入性损伤动物模型 09.028
animal model of napalm burn 凝固汽油烧伤动物模型 09.014
animal model of phosphorus skin burn 皮肤磷烧伤动物模型 09.022
animal model of pulmonary edema 肺水肿动物模型 09.037
animal model of pulmonary infection in early stage after severe burn 严重烧伤早期肺源性感染动物模型 09.027
animal model of radiation burn 放烧复合伤动物模型 09.010
animal model of retinal burn 视网膜烧伤动物模型 09.031
animal model of scald 烫伤动物模型 09.015
animal model of severe burn with delayed fluid resuscitation 烧伤延迟复苏动物模型 09.018
animal model of sodium hydroxide skin burn 皮肤氢氧化钠烧伤动物模型 09.023
animal model of thermal radiation burn 光辐射烧伤动物模型 09.011
ankyloblepharon 睑缘粘连 06.085
ankylosis 关节强直 06.143
ANP 心房钠尿肽，*心钠素，*心房肽 04.155
antibiotic resistance 抗生素抗性 03.102
antidiuretic hormone 抗利尿激素，*血管升压素 01.123
anuria 无尿 03.183
apnea 呼吸暂停 04.007
appearance rehabilitation 容貌康复 01.134
aqueous ammonia burn 氨水烧伤 04.078
arachidonic acid 花生四烯酸 03.268
ARDS 急性呼吸窘迫综合征 03.165
arrhythmia 心律失常 03.109
arrhythmia cordis 心律失常 03.109
arthritis 关节炎 03.249
arthrodesis 关节融合术 06.145
arthrodesis of interphalangeal joint of hand 指间关节融合术 06.133
arthrogryposis 关节挛缩，*指屈曲畸形 06.144
arthroplasty 关节成形术 06.146
articular burn 关节烧伤 04.093
articular capsulectomy 关节囊切除术 06.147
artificial active immunization 人工主动免疫接种 03.092
artificial airway 人工气道 04.031
artificial dermis 人工真皮 05.167
artificial gastrointestinal *人工胃肠 02.071

artificial limb　＊人工肢体　06.040
artificial passive immunization　人工被动免疫接种　03.093
artificial respiration　人工呼吸　02.005
artificial synthetic dressing　人工合成敷料　05.152
aseptic inflammation response　无菌性炎症反应　05.172
aseptic operation　无菌操作　05.009
aseptic technique　＊无菌技术　05.009
asphalt burn　沥青烧伤　04.080
aspiration pneumonia　吸入性肺炎　03.171
assistant exercise　助力运动　06.027
assistant mechanical ventilation　辅助机械通气　04.036
atelectasis　肺不张，＊肺萎陷　03.168
atresia of external auditory canal　外耳道闭锁　06.096
atrial natriuretic peptide　心房钠尿肽，＊心钠素，＊心房肽　04.155
atrophic scar　萎缩性瘢痕　06.052
AUAO　急性上呼吸道梗阻　04.005
auricular burn　耳烧伤　04.090
auricular defect　耳郭缺损　06.099
auto-epidermis and allo-dermis grafting　自体表皮与异体真皮混合植皮术　05.059
auto skin and allo skin mixed grafting　自体异体混合植皮术　05.060
axial pattern skin flap　轴型皮瓣　05.085
axillary contracture　腋挛缩　06.115
azotemia　氮质血症　03.187

B

back cut　逆切，＊倒切　05.096
bacteremia　菌血症　03.085
bacterial biofilm　细菌生物被膜　03.077
bacterial component　细菌组分　01.152
bacterial DNA release　细菌脱氧核糖核酸释放　01.166
bacterial myocarditis　细菌性心肌炎　03.118
bacterial translocation　细菌移位　03.224
BALF　支气管肺泡灌洗液　04.034
Barthel index　巴塞尔指数　06.012
basal cell　基底细胞，＊基细胞　06.070
basal-cell carcinoma　基底细胞癌　06.152
basal energy expenditure　基础能量消耗　02.037
basal layer of epidermis　基底层　01.012
basal metabolic rate　基础代谢率　02.038
basic life support　基础生命支持　08.008
basic nursing　基础护理　08.005
bed sore　褥疮　04.158
Berkow method　伯科法　01.026
BFT　生物反馈疗法　06.038
biliary obstruction　胆管阻塞　03.244
bilobate skin flap　双叶皮瓣　05.117
biodressing　生物敷料　05.149
biofeedback therapy　生物反馈疗法　06.038
biopsy　活体组织检查，＊活检　01.049
biosynthetic dressing　生物合成敷料　05.153
blast injury　冲击伤，＊爆震伤　04.101
blast injury of lung　肺爆震伤　03.178
blister　水疱　01.086
blood brain barrier　血脑屏障　03.210
blood gas analysis　血气分析　03.138
blood oxygen capacity　血氧容量　03.052
blood oxygen content　血氧含量　03.051
blood oxygen saturation　血氧饱和度　03.143
blood partial pressure of oxygen　血氧分压　03.050
blood volume　血容量　03.004
body surface area of children　小儿体表面积　04.128
Bohr effect　玻尔效应　03.145
bolus tie-over dressing　缝线包压法　05.057
bone burn　骨烧伤　04.092
bone grafting　骨移植术　05.074
Boyle law　＊玻意耳定律　03.134
Boyle-Mariotte law　玻意耳–马里奥特定律　03.134
brain abscess　脑脓肿　03.208
brain edema　脑水肿　03.206
brain hernia　脑疝　03.209
branched-chain amino acid　支链氨基酸　02.056
bridged scar　桥状瘢痕，＊皮桥　06.061
bromophenol blue staining　溴酚蓝染色　01.045
bronchiectasis　支气管扩张　03.177
bronchoalveolar lavage　支气管肺泡灌洗　04.033
bronchoalveolar lavage fluid　支气管肺泡灌洗液　04.034
bronchofibroscopy　纤维支气管镜检查　04.022

bronchoscopy 支气管镜检查 04.021
Brooke formula 布鲁克补液公式 03.011
burn 烧伤 01.003
burn acute infection period 烧伤急性感染期 01.125
burn combined injury 烧伤复合伤 04.097
burned cicatricial contracture 烧伤瘢痕挛缩 06.064
burn edema 烧伤水肿 01.120
burn endotoxemia 烧伤内毒素血症 03.083
burn exotoxemia 烧伤外毒素血症 03.082
burn humoral exudative period 烧伤体液渗出期 01.115
burn index 烧伤指数 01.044
burn patient transportation 烧伤患者转运 02.029
burn rehabilitation period 烧伤康复期 01.132
burns 烧伤学 01.001
burn shock stage 烧伤休克期 01.119
burn wound 烧伤创面 01.105
burn wound infection 烧伤创面感染 03.060
burn wound protection 烧伤创面保护 02.014
burn wound sepsis 烧伤创面脓毒症 03.070

C

calcium overloading 钙超载 01.075
calcium paradox 钙反常 01.074
carbaminohemoglobin 氨基甲酸血红蛋白 03.144
carbolic acid burn 石炭酸烧伤 04.072
carbon dioxide dissociation curve 二氧化碳解离曲线 03.140
carbon monoxide hemoglobin 一氧化碳血红蛋白 04.015
carbon monoxide poisoning 一氧化碳中毒 04.014
carboxyhemoglobin 一氧化碳血红蛋白 04.015
carcinoma of scar 瘢痕癌 06.150
cardiac compression 心脏按压 02.004
cardiac edema 心源性水肿 03.110
cardiac index 心脏指数 03.047
cardiac insufficiency 心功能不全，*心力衰竭 03.104
cardiac monitoring 心电监测，*心电监护 08.016
cardiac output 心输出量，*心排血量 03.040
cardiac shock 心源性休克 03.106
cardiac troponin T 肌钙蛋白T 03.132
cardiopulmonary resuscitation 心肺复苏 08.011
CARS 代偿性抗炎症反应综合征 01.143
cartilage grafting 软骨移植术 05.073
catabolism 分解代谢 02.032
catecholamine 儿茶酚胺 02.050
catheter-related infection 静脉导管相关感染 03.074
cauliflower ear 菜花状耳 06.101
caustic alkali burn 苛性碱烧伤 04.075
CBT 皮肤烧伤毒素 01.165
cell-mediated immune response 细胞介导免疫应答 01.130
cement burn 水泥烧伤 04.081
central venous catheter removal distress syndrome 中心静脉导管拔除意外综合征 02.074
central venous nutrition 中心静脉营养 02.072
central venous pressure 中心静脉压 03.037
cerebral edema 脑水肿 03.206
cerebral hemorrhage 脑出血，*脑溢血 03.207
cervico-humeral flap 颈肱皮瓣 05.119
CFU 菌落形成单位 03.101
Charle law 查理定律 03.135
cheilectropion 唇外翻 06.109
chemical burn 化学烧伤 04.060
chemical pneumonia 化学性肺炎 03.172
chemotactic factor 趋化因子 01.097
chemotaxis 趋化作用，*趋化性 01.096
Chinese rule of nines 中国九分法 01.027
chitosan dressing 甲壳素敷料 05.156
chlortetracycline fluorescence assay 金霉素荧光法 01.046
cholecystectasia 胆囊扩张 03.242
cholestasis 胆汁淤积 03.245
chondrolysis of joint 关节软骨溶解 03.251
chromic acid burn 铬酸烧伤 04.071
chronic radiation effect 慢性放射效应 04.108
chronic radiation injury of skin 慢性皮肤放射损伤 04.106
cicatricial alopecia 瘢痕性脱发 06.078
cicatricial band 索状瘢痕 06.059
cicatricial contracture foot drop 瘢痕挛缩性足下垂 06.134
cicatricial contracture of dorsum of foot 足背瘢痕挛缩 06.135
cicatricial contracture of face 面部瘢痕挛缩 06.077

cicatricial contracture of perineum 会阴瘢痕挛缩 06.136
cicatricial entropion 瘢痕性睑内翻 06.083
cicatricial epithelium 瘢痕上皮 06.062
circumferential cicatricial contracture 环状瘢痕挛缩 06.141
circumferential deep burn 环形深度烧伤 02.026
claw hand deformity 爪形手畸形 06.119
clear layer of epidermis 透明层 01.009
Cleveland formula 克利夫兰补液公式 03.013
clinical observation 临床观察，*病情观察 08.012
clinical quiescent period 假愈期 04.119
closed craniocerebral injury 闭合性颅脑损伤 04.121
closed fracture 闭合性骨折 04.125
closed pneumothorax 闭合性气胸 04.123
closed thoracic drainage 胸腔闭式引流 04.124
closed traumatic brain injury 闭合性颅脑损伤 04.121
CMI 细胞介导免疫应答 01.130
cognitive therapy 认知疗法 06.036
cold dressing 冷疗敷料 02.012
cold water treatment 冷疗 02.011
collagen biological dressing 胶原生物敷料 05.155
collagenous fiber 胶原纤维 06.073
colloid osmotic pressure 胶体渗透压 01.117
colloid solution 胶体溶液 03.023
colonization resistance 定植抗力 03.096
colony 菌落 03.087
colony forming unit 菌落形成单位 03.101
colony forming unit per gram tissue 每克组织菌量 03.088
combined anesthesia 复合麻醉 07.014
combined injuries from nuclear explosion 核爆炸复合伤 04.099
combined injury 复合伤 02.006
commissurotomy 口角开大术 06.106
compensatory anti-inflammatory response syndrome 代偿性抗炎症反应综合征 01.143
compensatory hyperplasia *代偿性增生 01.090
composite artificial skin 复合人工皮[肤] 05.168
composite tissue grafting 复合组织移植术 05.075
compression therapy 加压疗法 06.034
conditioning of skin flap 皮瓣训练 05.126
congestion of intestine 肠充血 03.220

congestive heart failure 充血性心力衰竭 04.154
congestive laryngeal burn 充血型喉烧伤 04.010
conservative therapy 保守治疗 05.015
continuous positive airway pressure 持续气道正压通气 04.039
continuous renal replacement therapy 连续性肾脏替代治疗，*连续性血液净化 03.202
continuous suture 连续缝合[法] 06.165
continuous Z-plasty 连续Z成形术 06.160
contracted scar 挛缩性瘢痕 06.063
contracture of dorsal surface of hand 手背瘢痕挛缩 06.118
controlled hypotension 控制性降压 07.019
convulsion 惊厥，*抽风 04.148
coronary blood flow 冠状动脉血流量，*冠脉血流量 03.124
correction of syndactyly 分指术 06.125，分趾术 06.126
cortisol 氢化可的松 02.046
cortisone 可的松 02.047
covert compensated shock 隐性代偿性休克 03.055
COX 环氧合酶 03.270
CPAP 持续气道正压通气 04.039
CPR 心肺复苏 08.011
creatinine clearance 肌酐清除率 03.204
cricothyroid membrane laryngotomy 环甲膜切开术 02.007
cricothyroid membrane puncture 环甲膜穿刺 02.008
cricothyroidotomy 环甲膜切开术 02.007
critical level of bacterial count 临界菌量，*临界菌值 03.089
critical phase 极期 04.118
cross finger flap 邻指皮瓣 05.094
cross infection 交叉感染 08.043
cross lip flap 交叉唇瓣 06.111
CRRT 连续性肾脏替代治疗，*连续性血液净化 03.202
crust 痂 05.012
crystalloid osmotic pressure 晶体渗透压 01.118
crystalloid solution 晶体溶液 03.033
crystalloid solution with high oxygen content 高氧晶体溶液 03.034
cultured keratinocyte membrane 表皮细胞膜片

05.154
cutaneous burn toxin 皮肤烧伤毒素 01.165

cyclooxygenase 环氧合酶 03.270

D

Dalton law 道尔顿定律 03.136
decrustation 脱痂 05.014
deep burn 深度烧伤 01.039
deep partial thickness burn 深Ⅱ度烧伤，*深二度烧伤 01.035
deep second degree burn 深Ⅱ度烧伤，*深二度烧伤 01.035
defect of ear lobe 耳垂缺损 06.098
defect of nasal alae 鼻翼缺损 06.092
defect of nose-tip 鼻尖缺损 06.091
deformity 畸形 06.075
dehydration 脱水 01.054
dehydration fever 脱水热 04.147
dehydration therapy 脱水疗法 04.152
delayed resuscitation 延迟复苏 03.022
delayed transfer 皮瓣延迟[转移]术 05.122
delayed two-phase multiple organ dysfunction syndrome 继发型多器官功能障碍综合征，*双相迟发型多器官功能障碍综合征 01.113
delayed-type hypersensitivity anergy 迟发型超敏反应无反应性 01.149
delto-pectoral skin flap 胸三角肌皮瓣 05.118
Demling formula 德姆林补液公式 03.014
denatured dermis 变性真皮 05.157
denatured protein 变性蛋白质 01.150
denudation of eschar 剥痂术 05.027
depolarizing muscle relaxant 去极化类肌松药，*非竞争性肌松药 07.009
depressed scar 凹陷瘢痕 06.058
dermal vascular plexus 真皮血管网 01.022
dermatape 取皮胶膜 05.056
dermis 真皮 01.017
dermis-fat flap 真皮脂肪瓣 05.129
dermis graft 真皮片 05.127
deterministic effect 确定性效应 04.109
devastating burn 毁损性烧伤 06.074
devastating full thickness burn Ⅳ度烧伤，*四度烧伤 01.037

devitalized tissue 失活组织 01.085
dextran 右旋糖酐 03.027
dialysis 透析 03.198
diaphysis lengthening 骨干延长 03.254
DIC 弥散性血管内凝血 03.009
dick toxin 红疹毒素 03.227
direct calorimetry 直接测热法 02.053
direct skin flap 直接皮瓣 05.082
direct transfer 直接转移 05.123
disability 残疾 06.004
disfigurement of face 毁容 06.076
disinfection 消毒 05.011
dissection 分离 06.069
disseminated intravascular coagulation 弥散性血管内凝血 03.009
distant skin flap 远位皮瓣 05.081
disturbance of acid-base equilibrium 酸碱平衡紊乱 01.052
division of cicatricial web 分指术 06.125，分趾术 06.126
donor 供体 05.031
donor area 供区 05.032
donor site 供区 05.032
dorsalis pedis skin flap 足背皮瓣 05.101
double infection superinfection 二重感染，*菌群失调症 03.078
drain 引流物 08.023
drainage 引流术 08.022
dressing change fever 换药热 04.143
dressing containing growth factor 生长因子敷料 05.150
drug induced fever 药物热 04.146
drug resistance 耐药性，*抗药性 03.103
drum dermatome 鼓式取皮机 05.053
dry gangrene 干性坏疽 01.082
dynamic exercise *动力性运动 06.031
dynamic lung compliance 动态肺顺应性 03.156
dysbacteriosis 菌群失调 03.100

E

ear defect　耳缺损　06.100
ECMO　体外膜氧合　04.026
ecoimmunonutrition　生态免疫营养　02.078
ecological immune nutrient　生态免疫营养　02.078
ectropion of lip　唇外翻　06.109
edematous laryngeal burn　水肿型喉烧伤　04.011
EF　射血分数　03.122
ejection fraction　射血分数　03.122
electrical burn　电烧伤　04.051
electrical contact burn　电接触烧伤　04.053
electrical injury　电损伤　04.050
electric arc　电弧　04.054
electric arcing burn　电弧烧伤　04.055
electric dermatome　电动取皮机　05.054
electric ophthalmia　电光性眼炎　04.089
electric shock　电休克　04.058
electric shock injury　电击伤　04.052
electrocoagulation　电凝法　06.166
electrolyte disturbance　电解质紊乱　01.055
elemental diet　要素饮食，*成分制剂　02.075
elythrogenic toxin　红疹毒素　03.227
encephaledema　脑水肿　03.206
encephalemia　脑充血　03.205
encephalopyosis　脑脓肿　03.208
endocrine hyperplasia　*内分泌性增生　01.090
endogenous infection　内源性感染　03.072
endothelialized skin　血管内皮化皮肤　05.171
endothelin　内皮素　03.266
endothelium　内皮　01.016
endotoxic translocation　内毒素移位　03.225
endotoxin　内毒素　03.080
endotracheal intubation　气管内插管　04.029
endotracheal polyp　支气管息肉　04.017
enteral nutrition　肠内营养　02.069
enterogenous infection　肠源性感染　03.073
enterorrhagia　肠出血　03.221
enzyme of lysosome　溶酶体酶　03.131
epicanthus　内眦赘皮　06.081
epidermal free skin graft　表层皮片　05.039
epidermal stem cell　表皮干细胞　05.174
epidermis　表皮　01.007
epinephrine　肾上腺素　02.051
epithelium　上皮　01.014
epithelium tissue　*上皮组织　01.014
epithelization　上皮化　01.015
erythema solare　日晒红斑　04.096
eschar　焦痂　05.013
escharectomy　焦痂切除术　05.023
escharectomy and allogeneic skin grafting　切痂异体皮移植术　05.026
eschar grinding　磨痂术　05.028
escharotomy of circumferential deep burn for tension relief　环形焦痂切开减张　02.027
eschar separation　脱痂　05.014
essential amino acid　必需氨基酸　02.055
essential fatty acid　必需脂肪酸　02.057
establish the vein passage　开放静脉通道，*建立静脉通道　02.019
ET　内皮素　03.266
etiological factors of burn　烧伤[致伤]原因　02.003
Evans formula　伊文思补液公式　03.010
excision of eschar and skin grafting　切痂植皮术　05.025
exercise therapy　运动疗法，*体疗　06.035
exostosis　骨疣　03.252
exotoxin　外毒素　03.081
explosive injury　冲击伤，*爆震伤　04.101
exposure therapy　暴露疗法　05.005
external auditory meatoplasty　外耳道成形术　06.097
externally applied agent　外用药　05.016
externally applied antiinfective agent　外用抗感染药　05.017
extracellular matrix　细胞外基质　05.160
extracorporeal membrane oxygenation　体外膜氧合　04.026
extraordinarily severe burn in children　小儿特重度烧伤　04.133
extremely severe burn　特重烧伤　01.043
extrinsic cicatricial contracture　外源性瘢痕挛缩　06.065
exudate　渗出物　01.093
exudation　渗出　01.092
eyebrow defect　眉缺损　06.079
eyelid burn　眼睑烧伤　04.087

F

fascia grafting 筋膜移植术 05.071
fascio-cutaneous flap 筋膜皮瓣 05.120
fat flap 脂肪瓣 05.128
fat grafting 脂肪移植术 05.072
fat mobilization 脂肪动员 02.035
fat necrosis 脂肪坏死 01.080
febrile convulsion 高热惊厥 04.149
febrile seizure 高热惊厥 04.149
fibroblast 成纤维细胞 06.071
film-forming agent 成膜药物 05.018
first aid of burn 烧伤急救 02.002
first degree burn Ⅰ度烧伤，*一度烧伤，*红斑性烧伤 01.032
fistula 瘘管 01.104
five-flap plasty 五瓣成形术 06.162
flexion contracture 屈曲挛缩 06.140
fluid replacement therapy *补液疗法 04.135
fluid replacement therapy for pediatric burn 小儿烧伤补液 04.136
fluid replacement therapy in burned geriatric 老年烧伤补液 04.157
fluid therapy 液体疗法 04.135
fly-rock injury 飞石伤 04.100
follow-up 随访 08.040
follow-up survey 随访 08.040

follow-up visit 随访 08.040
forearm flap 前臂皮瓣，*中国皮瓣 05.093
forearm free skin flap 前臂游离皮瓣 05.105
forehead skin flap 额部皮瓣，*颞浅动脉额支皮瓣 05.089
fourth degree burn Ⅳ度烧伤，*四度烧伤 01.037
free hand excision of skin graft 手工取皮 05.051
free hand harvest 手工取皮 05.051
free myocutaneous flap 游离肌皮瓣 05.108
free nerve grafting 游离神经移植术 05.135
free radical 自由基 01.067
free skin flap 游离皮瓣 05.103
free skin graft 皮片 05.038
free vascular grafting 游离血管移植术 05.140
free water clearance 自由水清除率 03.203
full thickness burn Ⅲ度烧伤，*三度烧伤，*焦痂性烧伤 01.036
full thickness free skin graft 全厚皮片，*全层皮片 05.043
functional position 功能位 06.013
functional rehabilitation 功能康复 01.133
functional training 功能训练 06.021
fungal enteritis 真菌性肠炎 04.140
fungal wound infection 创面真菌感染 03.064

G

gangrene 坏疽 01.081
gas explosion burn 瓦斯爆炸烧伤 04.082
gas gangrene 气性坏疽 01.084
gasoline burn 汽油烧伤 04.083
gastric mucosal erosion 胃黏膜糜烂 03.216
gastric mucosal hemorrhage 胃黏膜出血 03.215
gastric mucosal hyperaemia 胃黏膜充血 03.214
gastric perforation 胃穿孔 03.218
gastrocnemius myocutaneous flap 腓肠肌肌皮瓣 05.115
gauze additive 纱布添加剂 05.148
general immediately care 烧伤早期处理 02.001
geriatric burn 老年烧伤 04.153
germinal layer 生发层 01.013

glomerular filtration rate 肾小球滤过率 03.189
glucagon 胰高血糖素 02.049
gluconeogenesis 糖异生 02.034
gluteus maximus myocutaneous flap 臀大肌肌皮瓣 05.111
graft 移植物 05.029
grafting 移植术 05.030
granulation tissue 肉芽组织 01.106
granulation wound 肉芽创面 01.138
great omentum grafting 大网膜移植术 05.142
groin skin flap 腹股沟皮瓣 05.097
gut-derived infection 肠源性感染 03.073
gut-origin infection 肠源性感染 03.073

H

hair-bearing free skin graft 带发皮片 05.050
hair grafting 毛发移植术 05.141
Haldane effect 霍尔丹效应 03.146
handicap 残障 06.003
healing period of burn wound 烧伤创面修复期 01.131
health education 健康教育 08.037
heart failure 心功能不全，*心力衰竭 03.104
heart failure cell 心力衰竭细胞，*心衰细胞 03.119
heart rate 心率 03.123
hematuria 血尿 03.184
hemodialysis 血液透析 03.199
hemodynamic monitoring 血流动力学监测 03.108
hemodynamics 血流动力学 03.107
hemoglobin cast 血红蛋白管型 03.194
hemoglobinuria 血红蛋白尿 03.192
hemopurification 血液净化 03.201
Henry law 亨利定律 03.137
hepatic cell fatty degeneration 肝细胞脂肪变 03.236
hepatic dysfunction 肝功能障碍 03.230
hepatic failure 肝[功能]衰竭 03.232
hepatic function dysfunction 肝功能障碍 03.230
hepatic insufficiency 肝功能不全 03.231
hepatitis 肝炎 03.239
hepatocellular jaundice 肝细胞性黄疸 03.235
hepatocyte fatty degeneration 肝细胞脂肪变 03.236
hepatocyte hyperpigmentation 肝细胞色素沉着 03.238
hepatocyte necrosis 肝细胞坏死 03.237
6% hetastarch 6%羟乙基淀粉，*706代血浆 03.028
high frequency ventilation 高频通气 04.041
high voltage electrical burn 高压电烧伤 04.056
hoarseness 声音嘶哑 04.018
holistic nursing 整体护理 08.001
horny layer of epidermis 角质层 01.008
hospice care 临终关怀 08.039
hot crush injury 热压伤 04.102
HSA 人血清白蛋白 03.026
human serum albumin 人血清白蛋白 03.026
Humby knife 滚轴取皮刀，*辊轴刀 05.052
humidity therapy 湿化疗法 04.032
humoral immunity 体液免疫 01.129

hydrochloric acid burn 盐酸烧伤 04.067
hydrocortisone *皮质醇 02.046
hydrocyanic acid burn 氢氰酸烧伤 04.073
hydrofluoric acid burn 氢氟酸烧伤 04.070
hydropic degeneration 水样变性 01.076
hydrotherapy 水疗法 06.018
6% hydroxyethyl starch 6%羟乙基淀粉，*706代血浆 03.028
hydroxyethyl starch 200/0.5 and sodium chloride injection 羟乙基淀粉200/0.5氯化钠注射液 03.029
hydroxyethyl starch 130/0.4 and sodium chloride injection 羟乙基淀粉130/0.4氯化钠注射液 03.030
hypercalcemia 高钙血症 01.061
hypercapnia 高碳酸血症 04.046
hyperdynamic shock 高动力型休克，*高排低阻型休克，*暖休克 03.007
hyperkalemia 高钾血症 01.057
hyperkinetic shock 高动力型休克，*高排低阻型休克，*暖休克 03.007
hypermagnesemia 高镁血症 01.063
hypermetabolism postburn 烧伤后高代谢反应 02.031
hypernatremia 高钠血症 01.059
hyperphosphatemia 高磷血症 04.063
hyperplastic scar 增生性瘢痕 06.053
hypersensitivity 超敏反应 04.145
hypertonic saline formula 高渗盐水补液公式 03.017
hypertrophic scar *肥厚性瘢痕 06.053
hypnotic 催眠药 02.017
hypocalcemia 低钙血症 01.060
hypodermis 皮下组织 01.020
hypodynamic shock 低动力型休克，*低排高阻型休克，*冷休克 03.006
hypofunction of liver 肝功能减退 03.229
hypohepatia 肝功能减退 03.229
hypokalemia 低钾血症 01.056
hypokinetic shock 低动力型休克，*低排高阻型休克，*冷休克 03.006
hypomagnesemia 低镁血症 01.062
hyponatremia 低钠血症 01.058

hypophosphatemia 低磷血症 04.064
hypopigmentation 色素减退 06.148
hypovolemic shock 低血容量性休克 03.005
hypoxemia 低氧血症 03.147
hypoxia 缺氧 01.066

I

icteric hepatic insufficiency 黄疸型肝功能不全 03.234
ICU 加强监护病房，*重症监护室 08.010
imbalance of micro-ecosystem 微生态系统紊乱 03.091
immediate transfer *即时转移 05.123
immersion bath 浸浴 06.019
immune micro-environmental abnormality 免疫微环境异常 01.154
immune nutrient 免疫营养素 01.153
immunologic stimulant 免疫刺激剂 01.169
immunomodulator 免疫调节剂 01.168
immunonutrition 免疫营养 02.076
immunostimulating cytokine 免疫刺激细胞因子 01.159
immunosuppressant 免疫抑制剂 01.170
immunosuppressive cytokine 免疫抑制细胞因子 01.160
impairment 病损，*残损 06.002
increase of vascular permeability 血管通透性增高 03.265
indirect calorimetry 间接测热法 02.054
indirect transfer 间接转移 05.124
indwelling catheterization 留置导尿 08.018
inertial resistance 惯性阻力 03.151
infection 感染 03.059
infection shock 感染性休克 03.076
infection susceptibility 感染易感性 01.147
infective endocarditis 感染性心内膜炎 03.113
inflammation 炎症 01.091
inflammatory edema 炎性水肿 01.094
inflammatory cell infiltration 炎症细胞浸润 01.095
inflammatory mediator 炎症介质 01.098
infrared photography 红外成像，*红外摄像 01.048

infusion monitoring 补液监测 02.024
infusion pump 输液泵 08.029
inhalation anesthesia 吸入麻醉 07.011
inhalation injury 吸入性损伤 04.001
initial management of burn 烧伤早期处理 02.001
inlay skin grafting 内嵌植皮术 05.061
innate immunity 固有免疫，*先天免疫 01.127
insulin 胰岛素 02.048
insulin resistance 胰岛素抵抗 02.052
intensive care 加强监护 08.009
intensive care unit 加强监护病房，*重症监护室 08.010
intermediate thickness free skin graft 中厚皮片 05.040
intestinal bleeding 肠出血 03.221
intestinal factor 肠因子 03.054
intestinal hemorrhage 肠出血 03.221
intestinal mucosal barrier 肠黏膜屏障 03.223
intestinal perforation 肠穿孔 03.222
intracellular component 细胞内组分 01.151
intradermal suture 皮内缝合[法] 06.163
intraeschar colonization 痂内定殖 01.109
intrafollicular colonization 滤泡内定殖 01.108
intravenous anesthesia 静脉麻醉 07.012
invasiveness 侵袭力 03.097
invasive wound infection 侵入性创面感染 03.068
inversed ratio ventilation 反比通气 04.040
irradiated porcine skin 辐照猪皮 05.162
ischemia 缺血 01.065
ischemia-reperfusion injury 缺血再灌注损伤 01.070
island skin flap 岛状皮瓣 05.084
isokinetics exercise 等速运动，*等动运动 06.028
isometric exercise 等长运动 06.030
isotonic exercises 等张运动 06.031

K

keep airway unobstructed 保持气道通畅 02.010
keloid 瘢痕疙瘩，*蟹足肿 06.056

keratinocyte suspension 表皮细胞悬液 05.159
Kerley B-line 克利B线 04.019

L

laboratory animal 实验动物 09.002
laboratory animal science 实验动物学 09.001
lactated Ringer solution 乳酸盐林格液 03.036
lagophthalmos 睑裂闭合不全 06.084
Langer's line 皮纹 05.134
laryngeal burn 喉烧伤 04.008
laryngeal obstruction 喉梗阻 04.009
latentphase 假愈期 04.119
lateral thoracic flap 侧胸部皮瓣 05.090
lateral thoracic free myocutaneous flap 侧胸壁游离肌皮瓣 05.106
latissimus dorsal myocutaneous flap 背阔肌肌皮瓣 05.114
LC 肝硬化 03.240
left ventricular end diastolic pressure 左[心]室舒张末压 03.127
left ventricular stroke work index 左[心]室做功指数 03.120
limb prosthesis 假肢，*义肢 06.040
lime burn 石灰烧伤 04.077
lining skin flap 衬里皮瓣 05.086
lipid peroxidation injury 脂质过氧化损伤 01.069
lipoprotein 脂蛋白 02.066
liquefactive necrosis 液化性坏死 01.079
liquid nitrogen preserved skin 液氮冻存皮肤 05.163
liquid ventilation 液体通气 04.043
liver cirrhosis 肝硬化 03.240
liver dysfunction 肝功能障碍 03.230
load-free exercise 无负荷运动 06.023
local anesthesia 局部麻醉 07.016
local skin flap 局部皮瓣 05.076
long-chain fatty acid 长链脂肪酸 02.063
loss of eyebrow 眉缺损 06.079
loss of eyelashes 睫毛缺损 06.082
low-grade hot burn 低热烧伤 04.085
low temperature burn 低热烧伤 04.085
low voltage electrical burn 低压电烧伤 04.057
lumen flora 腔菌群 03.095
Lund and Browder chart 伦德-布劳德表，*伦-布法 01.025
lung barotrauma 肺气压伤 04.049
LVEDP 左[心]室舒张末压 03.127

M

macrophage activation 巨噬细胞活化 01.162
magnesium burn 镁烧伤 04.079
major burn 重度烧伤 01.042
malformation 畸形 06.075
manual muscle test 徒手肌力评定 06.006
Marjolin ulcer *马乔林溃疡 06.150
MARS 失代偿性炎症反应综合征，*混合性拮抗反应综合征 01.144
massive burn casualties 成批烧伤 02.028
MDF 心肌抑制因子 03.129
mean arterial pressure 平均动脉压 03.038
mechanical ventilation 机械通气 04.035
medicated bath 药物浴 06.020
medium-chain fatty acid 中链脂肪酸 02.064
Meek grafting 米克植皮术 05.065
megakaryocytophagia [骨髓]巨核细胞被噬现象 04.113
membranous flora 膜菌群 03.094
mental nursing 心理护理 08.035
mento-sternal adhesion 颏胸粘连 06.114
mesh free skin graft 网状皮片 05.047
mattress suture 褥式缝合[法] 06.164
MIC 最低抑菌浓度 03.086
microcirculation 微循环 03.008
microcirculation assay of wound surface 创面微循环检测 01.050
microcirculation dysfunction 微循环障碍 01.122
microecosystem 微生态系统 03.090
microne free skin graft 微粒皮片 05.048
microstomia 小口畸形 06.104
microsurgery 显微外科 06.167
microvascular permeability 微血管通透性 03.264
microwave burn 微波烧伤 04.086
mild burn 轻度烧伤 01.040
mild burn in children 小儿轻度烧伤 04.130
mild inhalation injury 轻度吸入性损伤 04.002

minimum inhibitory concentration　最低抑菌浓度　03.086
minor burn　轻度烧伤　01.040
mitten deformity　连指手套状并指　06.120
mixed acid-base disturbance　*混合性酸碱平衡紊乱　01.052
mixed antagonist response syndrome　失代偿性炎症反应综合征，*混合性拮抗反应综合征　01.144
MMT　徒手肌力评定　06.006
moderate burn　中度烧伤　01.041
moderate burn in children　小儿中度烧伤　04.131
moderate inhalation injury　中度吸入性损伤　04.003
modified Brooke formula　改良布鲁克补液公式，*修正布鲁克补液公式　03.016
MODS　多器官功能障碍综合征　01.110
MOF　多器官功能衰竭　01.111
moist gangrene　湿性坏疽　01.083
monounsaturated fatty acid　单不饱和脂肪酸　02.061

mucosa barrier damage　肠黏膜屏障损伤　03.228
mucosal flap　黏膜瓣　05.131
multiple organ dysfunction syndrome　多器官功能障碍综合征　01.110
multiple organ failure　多器官功能衰竭　01.111
muscle flap　肌瓣　05.132
muscle relaxant　肌肉松弛药，*肌松药　07.007
music therapy　音乐疗法　06.037
mustard gas burn　芥子气烧伤　04.084
myocardial depressant factor　心肌抑制因子　03.129
myocardial protection　心肌保护　03.133
myocarditis　心肌炎　03.117
myocutaneous flap　肌皮瓣　05.107
myofibroblast　肌成纤维细胞　06.072
myoglobin cast　肌红蛋白管型　03.195
myoglobinuria　肌红蛋白尿　03.193
myotendolysis　肌腱粘连松解术　06.128
myotenolysis　肌腱粘连松解术　06.128

N

nail skin flap of great toe for thumb reconstruction　踇甲皮瓣移植拇指再造术　06.127
Nanjing formula　南京补液公式　03.019
nanometer dressing　纳米敷料　05.151
nacrotic drug　麻醉药品　07.003
narcotics　麻醉药品　07.003
nasogastric feeding　鼻饲[法]　08.020
nasolabial flap　鼻唇沟瓣　06.094
natural immunity　*天然免疫　01.127
nebulizalion therapy　雾化疗法，*雾化治疗　08.025
necrobiosis　渐进性坏死　01.078
necrosis　坏死　01.077
negative nitrogen balance　负氮平衡　02.045
nerve block　神经传导阻滞　07.015
neurocutaneous vascular flap　皮神经营养血管皮瓣　05.121
neurovascular island skin flap　神经血管束岛状皮瓣　05.092
NIDDM　非胰岛素依赖型糖尿病，*2型糖尿病　04.156
nitric acid burn　硝酸烧伤　04.069
nitrogen balance　氮平衡　02.042
nondepolarizing muscle relaxant　非去极化类肌松药，*竞争性肌松药　07.008
nonelastic resistance　非弹性阻力　03.150
non-essential fatty acid　非必需脂肪酸　02.058
nonicteric hepatic insufficiency　非黄疸型肝功能不全　03.233
noninsulin-dependent diabetes mellitus　非胰岛素依赖型糖尿病，*2型糖尿病　04.156
non-invasive wound infection　非侵入性创面感染　03.067
nonoliguric acute renal failure　非少尿性急性肾衰竭　03.197
non-protein calorie　非蛋白热量　02.041
nonstochastic effect　*非随机性效应　04.109
no-reflow phenomenon　无复流现象　01.068
no reperfusion　*无再灌注　01.068
nursing diagnosis　护理诊断　08.002
nursing evaluation　护理评估　08.006
nursing intervention　护理措施　08.004
nursing process　护理程序　08.003
nutritional risk　营养风险　02.079
nutritional risk screening　营养风险筛查　02.080
nutrition nursing　营养护理　08.033

O

obstructive bronchiolitis 阻塞性细支气管炎 03.173
obstructive laryngeal burn 阻塞型喉烧伤 04.012
occlusive dressing 包扎疗法，*封闭疗法 05.004
occlusive therapy 包扎疗法，*封闭疗法 05.004
occupational therapy 作业疗法 06.033
O_2 ER 氧摄取率 01.071
oesophageal mucosa hemorrhage 食管黏膜出血 03.213
oesophageal mucosa keratosis 食管黏膜角化 03.212
oesophagitis 食管炎 03.211
oliguria 少尿 03.182
onlay skin grafting 外嵌植皮术，*间植术 05.062
open cerebral injury 开放性颅脑损伤 04.120
open craniocerebral injury 开放性颅脑损伤 04.120
open fracture 开放性骨折 04.126
open pneumothorax 开放性气胸 04.122
operating microscope 手术显微镜 06.168
opportunistic infection 机会性感染 03.071
orthopedic foot-wear 矫形鞋，*病理鞋 06.042
orthopedic shoe 矫形鞋，*病理鞋 06.042
orthosis 矫形器 06.041
orthotic device 矫形器 06.041
osmotic pressure 渗透压 01.116
osteoepiphysis hypertrophy 骨骺增大 03.253
osteoporosis 骨质疏松[症]，*骨质缺乏症 03.250
overhydration 水中毒 01.053
overlap skin flap 交错皮瓣，*易位皮瓣 05.080
oxygen consumption 氧耗量 03.046
oxygen consumption index 氧耗指数 03.049
oxygen delivery 氧输送 03.045
oxygen delivery index 氧供指数 03.048
oxygen dissociation curve 氧解离曲线 03.139
oxygen extraction ratio 氧摄取率 01.071
oxygen intoxication 氧中毒 04.045
oxygen paradox 氧反常 01.073
oxygen therapy 氧气疗法，*氧疗 08.026
oxygen uptake 吸氧 08.019

P

Padgett-Hood dermatome 鼓式取皮机 05.053
PAF 血小板活化因子 03.272
pain nursing 疼痛护理 08.032
palmar contracture 手掌瘢痕挛缩 06.117
palm method for estimation of pediatric burn surface 小儿手掌法烧伤面积计算，*小儿手掌法 04.129
palpebral coloboma 睑缺损 06.087
papillary layer 乳头层 01.018
parabiotic tissue *间生态组织 01.105
parenteral nutrition 肠外营养 02.070
Parkland formula 帕克兰补液公式 03.015
partial liquid ventilation 部分液体通气 04.044
partial pressure of carbon dioxide 二氧化碳分压 03.142
partial pressure of oxygen 氧分压 03.141
partial syndactyly 不全性并指，*部分并指 06.122，不全性并趾，*部分并趾 06.124
partial thickness burn Ⅱ度烧伤，*二度烧伤 01.033
passive exercise 被动运动 06.026
pathogen 病原体 03.099
pathological hyperplasia *病理性增生 01.090
pathological oxygen supply dependency *病理性氧供依赖 01.072
patient controlled analgesia 患者自控镇痛 07.018
PCA 患者自控镇痛 07.018
pectoralis major myocutaneous flap 胸大肌肌皮瓣 05.113
pediatric burn 小儿烧伤 04.127
pediatric burn shock 小儿烧伤休克 04.134
pediatric extraordinarily severe burn 小儿特重度烧伤 04.133
pediatric mild burn 小儿轻度烧伤 04.130
pediatric moderate burn 小儿中度烧伤 04.131
pediatric sepsis post burn 小儿烧伤脓毒血症 04.137
pediatric severe burn 小儿重度烧伤 04.132
pedicle 蒂 05.069
pedicled nerve anastomosis 神经断端吻合移植术，*袢状神经移植术 05.136
pedicled skin flap 带蒂皮瓣 05.068
pedicled skin grafting *带蒂皮肤移植术 05.070

pedunculated scar 赘状瘢痕 06.060
peeling of eschar 剥痂术 05.027
PEEP 呼气末正压通气 04.038
penile defect 阴茎缺损 06.137
penta-flap plastic operation 五瓣成形术 06.162
peribronchial cuff sign 支气管袖口征 04.020
pericholecystic abscess 胆囊周围脓肿 03.243
perineal burn 会阴部烧伤 04.094
perioral cicatricial contracture 口周瘢痕挛缩 06.105
peripheral parenteral nutrition 周围静脉营养 02.073
peripheral vascular resistance 外周血管阻力 03.043
peripheral venous catheter 静脉留置导管[术]，*外周静脉置管[术] 02.021
peritoneal dialysis 腹膜透析 03.200
permissive hypercapnia 允许性高碳酸血症 04.047
person with disability 残疾人 06.005
petrol burn 汽油烧伤 04.083
Ⅰ phase intrahepatic metabolic pathways of drug Ⅰ相肝内药物代谢途径 07.005
Ⅱ phase intrahepatic metabolic pathways of drug Ⅱ相肝内药物代谢途径 07.006
phenol burn 石炭酸烧伤 04.072
phosphatide 磷脂 02.067
phospholipid 磷脂 02.067
phosphorus burn 磷烧伤 04.061
pH value of gastrointestinal mucosa 胃肠黏膜pH值 03.053
physiatry 物理医学与康复 06.001
physical medicine and rehabilitation 物理医学与康复 06.001
physical power rehabilitation 体能康复 01.135
physiological hyperplasia *生理性增生 01.090
PID 烧伤后免疫功能紊乱 01.141
pig skin grafting 猪皮移植术 05.161
pinch free skin graft 点状皮片 05.045
planning of skin flap in reverse 皮瓣试样法 05.067
plantar medial skin flap 跖内侧皮瓣 05.100
plasma 血浆 03.025
platelet activating factor 血小板活化因子 03.272
pleural effusion 胸腔积液 03.180
PM&R 物理医学与康复 06.001
pneumonia 肺炎 03.170
pneumothorax 气胸 03.179
pollicization of thumb metacarpal 第一掌骨拇指化 06.129
polygeline 聚明胶肽 03.032
polyunsaturated fatty acid 多不饱和脂肪酸 02.062
positive end expiratory pressure 呼气末正压通气 04.038
positive nitrogen balance 正氮平衡 02.044
postburn adhesion of tendon 烧伤后肌腱粘连 03.259
postburn ankylosis 烧伤后关节僵硬 03.257
postburn contamination 烧伤后污染 01.126
postburn hyperimmune response of innate immunity 烧伤后固有免疫功能亢进 01.145
postburn hypoimmune response of adaptive immunity 烧伤后适应性免疫功能低下 01.146
postburn immune dysfunction 烧伤后免疫功能紊乱 01.141
postburn muscle atrophy 烧伤后肌肉萎缩 03.258
postburn osteophytosis 烧伤后骨赘病 03.260
postburn pancreatitis 烧伤后胰腺炎 03.246
post-burn shock heart 烧伤后休克心 03.105
postburn splenic infection 烧伤后脾感染 03.247
posttraumatic stress disorder 创伤后应激障碍 08.030
postural drainage 体位引流 08.024
power-driven dermatome 电动取皮机 05.054
PPN 周围静脉营养 02.073
prepare skin 备皮 08.027
pressure dressing 压力包扎，*加压包扎 05.058
pressure sore 压疮 04.158
probiotics 益生菌 02.077
progressive resistance training 渐进抗阻训练 06.029
prolonged survival of skin allograft [同种]异基因皮肤移植物存活时间延长 01.148
prostacyclin 前列环素 03.267
prostaglandin 前列腺素 03.128
protective ventilation 保护性通气 04.042
proteinuria 蛋白尿 03.186
proteolysis 蛋白酶解 02.036
Pseudomonas aeruginosa wound infection 创面铜绿假单胞菌感染 03.062
psychological consultation 心理咨询 08.038
psychological rehabilitation 心理康复 08.031
psychological test 心理测验 06.010
psychotropic substance 精神药品 07.004
pulmonary artery pressure 肺动脉压 03.041
pulmonary artery wedge pressure 肺动脉楔压，*肺毛

细血管楔压 03.042
pulmonary compliance 肺顺应性 03.154
pulmonary consolidation 肺实变 03.169
pulmonary edema 肺水肿 03.175
pulmonary embolism 肺栓塞，*肺动脉栓塞 03.176
pulmonary emphysema 肺气肿 03.174
pulmonary function test 肺功能检查 04.024
pulmonary hyperbaric injury 肺气压伤 04.049
pulmonary shunt 肺分流 03.167
pulmonary surfactant 肺泡表面活性物质 03.158

pulmonary surfactant replacement 肺泡表面活性物质替代治疗 04.027
pulmonary vascular resistance 肺血管阻力 03.044
purulent auricular chondritis 化脓性耳软骨炎 04.091
purulent inflammation 化脓性炎症 01.100
pus cell 脓细胞 01.101
pyencephalus 脑脓肿 03.208
pyoderma 脓皮病 04.142
pyuria 脓尿 03.185

Q

QOL 生存质量 08.041

quality of life 生存质量 08.041

R

radiation burn 放射性烧伤 04.103
radiation-burn combined injury 放射烧伤复合伤，*放烧复合伤 04.098
radiation disease with bone marrow manifestation 骨髓型放射病 04.112
radiation disease with brain manifestation 脑型放射病 04.115
radiation disease with intestinal manifestation 肠型放射病 04.114
radiation induced skin cancer 放射性皮肤癌 04.117
radiation ulcer 放射性溃疡 04.116
radionuclide contamination 放射性核素沾染 04.104
RAI 相对肾上腺皮质功能不全 01.167
random pattern skin flap 随意型皮瓣 05.102
range of motion 关节活动范围，*关节活动度 06.011
rapid single-phase multiple organ dysfunction syndrome 原发型多器官功能障碍综合征，*单相速发型多器官功能障碍综合征 01.112
razor graft *刃厚皮片 05.039
reabsorption period of burn edema 烧伤水肿回吸收期 01.121
recipient 受体 05.033
recipient area 受区 05.034
recipient site 受区 05.034
reconstruction of eyelashes with free eyebrow graft 游离眉毛移植睫毛再造术 06.080
reconstruction of eye socket 眼窝再造 06.089

reconstruction of scrotum 阴囊再造术 06.138
reconstruction of thumb by index finger transfer 示指移植拇指再造术 06.131
recruitment maneuver 肺复张方法 04.028
rectus abdominis myocutaneous flap 腹直肌肌皮瓣 05.112
regeneration 再生 01.089
regurgitating aspiration 反流性误吸 04.016
rehabilitation 康复 06.032
rehabilitation bed 康复病床 06.044
rehabilitation equipment 康复设备 06.047
rehabilitation evaluation 康复评定 06.008
rehabilitation evaluation of burn 烧伤康复评定 06.009
rehabilitation exercise 康复锻炼 06.048
rehabilitation medicine *康复医学 06.001
rehabilitation nurse 康复护士 06.046
rehabilitation nursing 康复护理 08.034
rehabilitation project 康复方案 06.045
rehabilitation psychology 康复心理学 06.049
rehabilitation scheme 康复方案 06.045
rehabilitation therapist 康复治疗师 06.043
relative adrenal insufficiency 相对肾上腺皮质功能不全 01.167
remedy classification 分类救治 02.030
remote skin flap 远位皮瓣 05.081
renal filtration fraction 肾滤过分数 03.190
repair 修复 01.088

repair of lower lip ectropion 下唇外翻修复 06.110
repair of perforating burn wound of face 面部洞穿性缺损修复 06.113
repair of stricture in anal region 肛门缩窄术 06.139
repair of upper lip defect 上唇缺损修复 06.108
repair with free compound auricular tissues 游离耳郭复合组织修复 06.103
resistant exercise 抗阻运动 06.024
respiratory acidosis 呼吸性酸中毒 03.161
respiratory alkalosis 呼吸性碱中毒 03.162
respiratory dysfunction 呼吸功能紊乱 03.164
respiratory failure 呼吸衰竭 03.166
respiratory membrane 呼吸膜 03.149
respiratory system 呼吸系统 03.148
resting energy expenditure 静息能量消耗 02.039
reticular layer 网状层 01.019
retina burn 视网膜烧伤，*眼底烧伤 04.088
revascularized free skin flap grafting 吻合血管的游离皮瓣移植术 05.104
revision of skin flap 皮瓣修整[术] 06.155

right ventricular stroke work index 右[心]室做功指数 03.121
Ringer solution 林格[溶]液，*复方氯化钠溶液 03.035
Ritter's disease 葡萄球菌烫伤样皮肤综合征，*新生儿剥脱性皮炎 04.141
RM 肺复张方法 04.028
ROM 关节活动范围，*关节活动度 06.011
rotary osteotomy 旋转截骨术 06.130
rotated skin flap 旋转皮瓣 05.077
rotation skin flap 旋转皮瓣 05.077
Ruijin hospital formula 瑞金医院补液公式 03.020
rule of four degrees and five levels 四度五分法 01.031
rule of palm 手掌法 01.029
rule of tens 十分法 01.028
rule of three degrees and four levels 三度四分法 01.030
running suture 连续缝合[法] 06.165
running-water rinsing 流水冲洗 02.013

S

saphenous neurovascular axial skin flap 隐神经血管轴型皮瓣 05.098
saturated fatty acid 饱和脂肪酸 02.059
scald 烫伤 01.005
scapular skin flap 肩胛区皮瓣 05.091
scar 瘢痕 06.050
scar contracture of dorsum manus 手背瘢痕挛缩 06.118
scar contracture of palmar 手掌瘢痕挛缩 06.117
scar contracture of wrist 腕部瘢痕挛缩 06.116
scar diathesis 瘢痕体质 06.051
scar flap 瘢痕瓣 05.133
scar hyperkeratosis 瘢痕角化过度 06.066
scarlatinal toxin 红疹毒素 03.227
scarlatiniform staphylococcal infection 猩红热样葡萄球菌感染 03.226
scar pruritus 瘢痕瘙痒[症] 06.067
scar skin 瘢痕皮 06.158
scar ulcer 瘢痕溃疡 06.149
second degree burn Ⅱ度烧伤，*二度烧伤 01.033
sedative 镇静药 02.016
sedative hypnotic 镇静催眠药 02.018

semi-exposure therapy 半暴露疗法，*开放疗法 05.006
sepsis 脓毒症 03.069
septic shock *败血症休克 03.076
serum immunosuppressive factor 血清免疫抑制因子 01.158
severe burn 重度烧伤 01.042
severe burn in children 小儿重度烧伤 04.132
severe inhalation injury 重度吸入性损伤 04.004
shock 休克 03.001
shock index 休克指数 03.003
shock kidney 休克肾 03.058
shock lung 休克肺 03.057
shock sign 休克征 03.002
shock stage observation 休克期观察 08.013
short-chain fatty acid 短链脂肪酸 02.065
simple debridement 简单清创，*简易清创 02.025
SIMV 同步间歇指令通气 04.037
sinus 窦道 01.103
SIS 皮肤免疫系统 01.140
skin 皮肤 01.006
skin and cosmetic therapy after burn 烧伤后皮肤美容

护理 08.036
skin flap 皮瓣 05.066
skin flap delay 皮瓣延迟[转移]术 05.122
skin flap flattening 皮瓣修薄[术] 06.156
skin flap grafting 皮瓣移植术 05.070
skin flap pedicle division 皮瓣断蒂术 05.125
skin grafting 皮肤移植术，*植皮术 05.037
skin graft mesher 皮片成网器 05.049
skin graft with subdermal vascular network 真皮下血管网皮片 05.044
skin immune system 皮肤免疫系统 01.140
skin line 皮纹 05.134
skin pulp grafting 皮浆植皮术 05.063
skin substitute 皮肤替代物 05.143
skin tag *皮赘 06.060
skin tissue bank 皮肤组织库 05.169
skin tube *皮管 05.083
Slater formula 斯莱特补液公式 03.012
sliding skin flap *滑行皮瓣 05.079
SMAS 肠系膜上动脉综合征，*良性十二指肠淤滞症 03.219
smoke 烟雾 04.013
social rehabilitation 社会康复 01.136
sodium hydroxide burn 氢氧化钠烧伤 04.076
soft tissue expander 软组织扩张器 06.153
soft tissue expansion 软组织扩张术 06.154
solar erythema 日晒红斑 04.096
special nursing record 特别护理记录 08.007
specific immunity 适应性免疫 01.128
spinous layer of epidermis 棘层 01.011
split thickness free skin graft *断层皮片 05.040
split thickness skin grafting on reserved denatured dermis 保留变性真皮的自体皮片移植术 05.064
sputum suctioning 吸痰术 08.021
squamous cell carcinoma 鳞状细胞癌 06.151
SSSS 葡萄球菌烫伤样皮肤综合征，*新生儿剥脱性皮炎 04.141
stable scar 稳定性瘢痕 06.054
stage infusion 分段补液 02.023
stamp free skin graft 邮票状皮片 05.046
staphylococcal scalded skin syndrome 葡萄球菌烫伤样皮肤综合征，*新生儿剥脱性皮炎 04.141
staphylococcal wound infection 创面葡萄球菌感染 03.061

Staphylococcus aureus enteritis 金黄色葡萄球菌肠炎 04.139
static balance 静态平衡，*Ⅰ级平衡 06.014
static exercise *静力性运动 06.030
static lung compliance 静态肺顺应性 03.155
status convulsion 惊厥持续状态 04.150
steady dynamic balance 自动态平衡，*Ⅱ级平衡 06.015
stem cell 干细胞 05.173
stent skin grafting *包模植皮术 05.061
sterilization 灭菌 05.010
sternocleidomastoid myocutaneous flap 胸锁乳突肌肌皮瓣 05.109
stiffness 关节僵直 06.142
stochastic effect 随机性效应 04.110
stratum basale 基底层 01.012
stratum corneum 角质层 01.008
stratum granulosum 颗粒层 01.010
stratum lucidum 透明层 01.009
stratum spinosum 棘层 01.011
stress 应激 03.056
stress hyperglycemia 应激性高血糖，*应激性糖尿病，*损伤性糖尿病 01.064
stress ulcer 应激性溃疡 03.217
stricture of anterior naris 鼻前孔狭窄 06.090
stricture of external auditory canal 外耳道狭窄 06.095
stroke volume 每搏输出量，*搏出量 03.039
stroke volume rate *心搏出率 03.122
study of burns 烧伤学 01.001
subacute infective endocarditis 亚急性感染性心内膜炎 03.114
subclinical infection 亚临床感染 03.098
subcutaneous tissue 皮下组织 01.020
subcuticular suture 皮内缝合[法] 06.163
subcutis pedicle skin flap 皮下组织蒂皮瓣 05.130
subdermal vascular plexus 真皮下血管网 01.023
subdermal vascular plexus free skin graft 真皮下血管网皮片 05.044
subpapillary vascular plexus 乳头下血管丛 01.021
succinylated gelatin 琥珀酰明胶 03.031
sulfuric acid burn 硫酸烧伤 04.068
sunburn 日晒伤，*日光性皮炎 04.095
superficial burn 浅度烧伤 01.038

superficial cervical artery flap 颈浅动脉皮瓣 05.087
superficial circumflex iliac artery flap 腹股沟皮瓣 05.097
superficial partial thickness burn 浅Ⅱ度烧伤，*浅二度烧伤 01.034
superficial second degree burn 浅Ⅱ度烧伤，*浅二度烧伤 01.034
superior mesentery artery syndrome 肠系膜上动脉综合征，*良性十二指肠淤滞症 03.219
supply-dependent oxygen consumption 氧供依赖性氧耗 01.072
suppurative inflammation 化脓性炎症 01.100
suppurative osteomyelitis 化脓性骨髓炎 03.248
supraeschar colonization 痂上定殖 01.107
surgical debridement 手术清创 05.022
survival 存活 05.036
symblepharon 睑球粘连 06.086
synchronized intermittent mandatory ventilation 同步间歇指令通气 04.037
syndactyly 并指 06.121，并趾 06.123
synthon gauze dressing 合成纤维纱布敷料 05.147
systemic phosphorus poisoning 全身性磷中毒 04.065

T

take 成活 05.035
tangential excision of eschar 削痂术 05.024
temperature test of wound surface 创面温度测定 01.047
temporary covering 临时覆盖 05.144
temporary lid occlusion suture 临时性睑裂缝合术 06.088
tendon grafting 肌腱移植术 05.137
tendon lengthening 肌腱延长术 05.138
tendon transfer 肌腱转位术 05.139
tensor fascia lata myocutaneous flap 阔筋膜张肌肌皮瓣 05.110
terminal disinfection 终末消毒 08.042
T helper cell subset polarization 辅助性T细胞亚群偏移，*辅助性T细胞亚群漂移 01.161
therapeutic exercise 治疗性运动 06.022
thermal burn 热烧伤，*热力烧伤 01.004
304th hospital formula 304医院补液公式 03.021
thick intermediate thickness free skin graft 厚中厚皮片 05.042
thick split thickness free skin graft *厚断层皮片 05.042
thin intermediate thickness free skin graft 薄中厚皮片 05.041
thinning of skin flap 皮瓣修薄[术] 06.156
thin split thickness free skin graft *薄断层皮片 05.041
third degree burn Ⅲ度烧伤，*三度烧伤，*焦痂性烧伤 01.036
Third Military Medical University formula 第三军医大学补液公式 03.018
thoracic cavity closed drainage 胸腔闭式引流 04.124
thromboembolism 血栓栓塞 03.112
thrombomodulin 凝血调节蛋白 03.271
thrombosis 血栓形成 03.111
thrombotic endocarditis 血栓性心内膜炎 03.116
thromboxane A_2 血栓烷A_2 03.269
through and through cheek defect 面颊部洞穿性缺损 06.112
thyrocricoid puncture 环甲膜穿刺 02.008
tidal volume 潮气量 03.159
tissue engineered skin 组织工程皮肤 05.170
tissue proliferation 组织增生 01.090
tissue repair 组织修复 01.137
TIVA 单纯静脉麻醉 07.013
TLR Toll样受体 03.079
T lymphocyte suppression T[淋巴]细胞抑制 01.163
TM 凝血调节蛋白 03.271
TnT 肌钙蛋白T 03.132
Toll-like receptor Toll样受体 03.079
topical anesthesia 表面麻醉 07.017
total energy expenditure 总能量消耗 02.040
total intravenous anesthesia 单纯静脉麻醉 07.013
total nitrogen balance 总氮平衡 02.043
total nose reconstruction 全鼻再造术 06.093
total parenteral nutrition 完全肠外营养 02.071
toxemia 毒血症 03.084
toxic encephalopathy 中毒性脑病 04.151
toxic shock *中毒性休克 03.076
trace element 微量元素 02.068

tracheal stenosis 气管狭窄 04.006
tracheostenosis 气管狭窄 04.006
tracheotomy 气管切开术 02.009
traction therapy 牵引 06.017
transcutaneous oxygen pressure monitor 经皮氧监测 08.015
transfusion reaction 输血反应 04.144
transplantation 移植术 05.030
transplantation immunity 移植免疫 01.171
transplantation immunology 移植免疫学 01.002
transposition skin flap 转位皮瓣，* 移位皮瓣 05.078
trapezius myocutaneous flap 斜方肌肌皮瓣 05.099
triangle advance skin flap 三角推进皮瓣 05.116
tubed skin flap 管形皮瓣 05.083
two-hit phenomenon 二次打击 01.114

U

ulcer 溃疡 01.087
ulcerative endocarditis 急性感染性心内膜炎 03.115
ulnar artery branch flap 尺动脉穿支皮瓣 05.088
uncontrolled inflammatory response 失控性炎症反应 01.142
unsaturated fatty acid 不饱和脂肪酸 02.060
unstable scar 不稳定性瘢痕 06.055
unsteady dynamic balance 他动态平衡，* Ⅲ级平衡 06.016
uremia 尿毒症 03.188
urethral catheterization 导尿术 08.017
urinary retention 尿潴留 03.191

V

vacuum sealing drainage 负压封闭引流 08.028
VAP 呼吸机相关性肺炎 03.075
vascular electrical injury 血管电损伤 04.059
vascular endothelial cell 血管内皮细胞 03.261
vascular endothelial cell injury 血管内皮细胞损伤 03.262
vascular permeability 血管通透性 03.263
vasoactive amine 血管活性胺 01.099
vasoactive intestinal peptide 血管活性肠肽 03.130
VEC 血管内皮细胞 03.261
venepuncture 静脉穿刺 02.020
venipuncture 静脉穿刺 02.020
venotomy 静脉切开 02.022
ventilation-associated lung injury 机械通气相关性肺损伤，* 呼吸机相关性肺损伤 04.048
ventilation perfusion ratio 通气血流比例 04.025
ventilator-associated pneumonia 呼吸机相关性肺炎 03.075
ventricular compliance 心室顺应性 03.125
ventricular stiffness 心室僵硬度 03.126
vermilion defect 唇红缺损 06.107
VIP 血管活性肠肽 03.130
virus wound infection 创面病毒感染 03.065
viscous resistance 黏滞阻力 03.152
vital sign 生命体征 08.014
vocational rehabilitation 职业康复 06.039
VSD 负压封闭引流 08.028

W

Wallace rule of nines 华氏九分法 01.024
water intoxication 水中毒 01.053
webbed scar 蹼状瘢痕 06.057
web space release 指蹼加深术 06.132
wet compress therapy 湿敷疗法 05.007
wet gangrene 湿性坏疽 01.083
white phosphorus 白磷 04.062
whole blood 全血 03.024
Wolfe-Krause free skin graft 全厚皮片，* 全层皮片 05.043
wound bacterial colonization 创面细菌定植 03.066
wound contraction 创面收缩 01.139
wound dressing change 换药术 05.008
wound inflammatory mediator reservoir 创面炎症介质库 01.164
W-plasty W 成形术 06.161

X

xeno-skin 异种皮肤 05.146
xeno-transplantation 异种移植 05.166

^{133}Xe pulmonary dynamic imaging 氙-133-氙气肺动态显像 04.023

Z

zig-zag incision 锯齿状切开 06.157
zone of coagulation necrosis 凝固性坏死区 05.001
zone of congestion 充血区 05.003
zone of hyperemia 充血区 05.003
zone of stasis 瘀滞区 05.002
Z-plasty Z成形术 06.159

汉 英 索 引

A

氨基甲酸血红蛋白　carbaminohemoglobin　03.144
氨水烧伤　aqueous ammonia burn　04.078

凹陷瘢痕　depressed scar　06.058

B

巴塞尔指数　Barthel index　06.012
白磷　white phosphorus　04.062
*败血症休克　septic shock　03.076
瘢痕　scar　06.050
瘢痕癌　carcinoma of scar　06.150
瘢痕瓣　scar flap　05.133
瘢痕疙瘩　keloid　06.056
*瘢痕疙瘩模型　animal model of hypertrophic scar or keloid　09.034
瘢痕角化过度　scar hyperkeratosis　06.066
瘢痕溃疡　scar ulcer　06.149
瘢痕挛缩性足下垂　cicatricial contracture foot drop　06.134
瘢痕皮　scar skin　06.158
瘢痕瘙痒[症]　scar pruritus　06.067
瘢痕上皮　cicatricial epithelium　06.062
瘢痕体质　scar diathesis　06.051
瘢痕性睑内翻　cicatricial entropion　06.083
瘢痕性脱发　cicatricial alopecia　06.078
半暴露疗法　semi-exposure therapy　05.006
*包模植皮术　stent skin grafting　05.061
包扎疗法　occlusive therapy, occlusive dressing　05.004
*薄断层皮片　thin split thickness free skin graft　05.041
薄中厚皮片　thin intermediate thickness free skin graft　05.041
饱和脂肪酸　saturated fatty acid　02.059
保持气道通畅　keep airway unobstructed　02.010
保护性通气　protective ventilation　04.042
保留变性真皮的自体皮片移植术　split thickness skin grafting on reserved denatured dermis　05.064

保守治疗　conservative therapy　05.015
暴露疗法　exposure therapy　05.005
*爆震伤　blast injury, explosive injury　04.101
备皮　prepare skin　08.027
背阔肌肌皮瓣　latissimus dorsal myocutaneous flap　05.114
被动运动　passive exercise　06.026
鼻唇沟瓣　nasolabial flap　06.094
鼻尖缺损　defect of nose-tip　06.091
鼻前孔狭窄　stricture of anterior naris　06.090
鼻饲[法]　nasogastric feeding　08.020
鼻翼缺损　defect of nasal alae　06.092
必需氨基酸　essential amino acid　02.055
必需脂肪酸　essential fatty acid　02.057
闭合性骨折　closed fracture　04.125
闭合性颅脑损伤　closed craniocerebral injury, closed traumatic brain injury　04.121
闭合性气胸　closed pneumothorax　04.123
*变态反应　allergic reaction　04.145
变性蛋白质　denatured protein　01.150
变性真皮　denatured dermis　05.157
表层皮片　epidermal free skin graft　05.039
表面麻醉　topical anesthesia　07.017
表皮　epidermis　01.007
表皮干细胞　epidermal stem cell　05.174
表皮细胞膜片　cultured keratinocyte membrane　05.154
表皮细胞悬液　keratinocyte suspension　05.159
并指　syndactyly　06.121
并趾　syndactyly　06.123
*病理鞋　orthopedic shoe, orthopedic foot-wear　06.042

· 115 ·

*病理性氧供依赖　pathological oxygen supply dependency　01.072
*病理性增生　pathological hyperplasia　01.090
*病情观察　clinical observation　08.012
病损　impairment　06.002
病原体　pathogen　03.099
玻尔效应　Bohr effect　03.145
*玻意耳定律　Boyle law　03.134
玻意耳-马里奥特定律　Boyle-Mariotte law　03.134
剥痂术　peeling of eschar, denudation of eschar　05.027
伯科法　Berkow method　01.026

*搏出量　stroke volume　03.039
补液监测　infusion monitoring　02.024
*补液疗法　fluid replacement therapy　04.135
不饱和脂肪酸　unsaturated fatty acid　02.060
不全性并指　partial syndactyly　06.122
不全性并趾　partial syndactyly　06.124
不稳定性瘢痕　unstable scar　06.055
布鲁克补液公式　Brooke formula　03.011
*部分并指　partial syndactyly　06.122
*部分并趾　partial syndactyly　06.124
部分液体通气　partial liquid ventilation　04.044

C

菜花状耳　cauliflower ear　06.101
残疾　disability　06.004
残疾人　person with disability　06.005
*残损　impairment　06.002
残障　handicap　06.003
侧胸壁游离肌皮瓣　lateral thoracic free myocutaneous flap　05.106
侧胸部皮瓣　lateral thoracic flap　05.090
查理定律　Charle law　03.135
肠充血　congestion of intestine　03.220
肠出血　enterorrhagia, intestinal hemorrhage, intestinal bleeding　03.221
肠穿孔　intestinal perforation　03.222
肠道菌群失调症　alteration of intestinal flora　04.138
肠内营养　enteral nutrition　02.069
肠黏膜屏障　intestinal mucosal barrier　03.223
肠黏膜屏障损伤　mucosa barrier damage　03.228
肠外营养　parenteral nutrition　02.070
肠系膜上动脉综合征　superior mesenteric artery syndrome, SMAS　03.219
肠型放射病　radiation disease with intestinal manifestation　04.114
肠因子　intestinal factor　03.054
肠源性感染　gut-origin infection, gut-derived infection, enterogenous infection　03.073
长链脂肪酸　long-chain fatty acid　02.063
超敏反应　hypersensitivity　04.145
潮气量　tidal volume　03.159
衬里皮瓣　lining skin flap　05.086
*成分制剂　elemental diet　02.075

成活　take　05.035
成膜药物　film-forming agent　05.018
成批烧伤　massive burn casualties　02.028
成纤维细胞　fibroblast　06.071
W成形术　W-plasty　06.161
Z成形术　Z-plasty　06.159
迟发型超敏反应无反应性　delayed-type hypersensitivity anergy　01.149
持续气道正压通气　continuous positive airway pressure, CPAP　04.039
尺动脉穿支皮瓣　ulnar artery branch flap　05.088
冲击伤　blast injury, explosive injury　04.101
充血区　zone of congestion, zone of hyperemia　05.003
充血型喉烧伤　congestive laryngeal burn　04.010
充血性心力衰竭　congestive heart failure　04.154
*抽风　convulsion　04.148
创面病毒感染　virus wound infection　03.065
创面葡萄球菌感染　staphylococcal wound infection　03.061
创面收缩　wound contraction　01.139
创面铜绿假单胞菌感染　*Pseudomonas aeruginosa* wound infection　03.062
创面微循环检测　microcirculation assay of wound surface　01.050
创面温度测定　temperature test of wound surface　01.047
创面细菌定植　wound bacterial colonization　03.066
创面炎症介质　wound inflammatory mediator reservoir　01.164

创面厌氧菌感染　anaerobic wound infection　03.063
创面真菌感染　fungal wound infection　03.064
创伤后应激障碍　posttraumatic stress disorder　08.030
唇红缺损　vermilion defect　06.107
唇外翻　ectropion of lip, cheilectropion　06.109
促结痂药物　agent for incrustation　05.020
促脱痂药物　agent for accelerating decrustation　05.021
促愈合药物　agent for healing　05.019
催眠药　hypnotic　02.017
存活　survival　05.036

D

大网膜移植术　great omentum grafting　05.142
代偿性抗炎症反应综合征　compensatory anti-inflammatory response syndrome, CARS　01.143
*代偿性增生　compensatory hyperplasia　01.090
*706 代血浆　6% hetastarch, 6% hydroxyethyl starch　03.028
带蒂皮瓣　pedicled skin flap　05.068
*带蒂皮肤移植术　pedicled skin grafting　05.070
带发皮片　hair-bearing free skin graft　05.050
单不饱和脂肪酸　monounsaturated fatty acid　02.061
单纯静脉麻醉　total intravenous anesthesia, TIVA　07.013
*单相速发型多器官功能障碍综合征　rapid single-phase multiple organ dysfunction syndrome　01.112
胆管阻塞　biliary obstruction　03.244
胆囊扩张　cholecystectasia　03.242
胆囊周围脓肿　pericholecystic abscess　03.243
胆汁淤积　cholestasis　03.245
蛋白酶解　proteolysis　02.036
蛋白尿　proteinuria　03.186
氮平衡　nitrogen balance　02.042
氮质血症　azotemia　03.187
导尿术　urethral catheterization　08.017
岛状皮瓣　island skin flap　05.084
*倒切　back cut　05.096
道尔顿定律　Dalton law　03.136
德姆林补液公式　Demling formula　03.014
等长运动　isometric exercise　06.030
*等动运动　isokinetics exercise　06.028
等速运动　isokinetics exercise　06.028
等张运动　isotonic exercises　06.031
低动力型休克　hypodynamic shock, hypokinetic shock　03.006
低钙血症　hypocalcemia　01.060
低钾血症　hypokalemia　01.056
低磷血症　hypophosphatemia　04.064
低镁血症　hypomagnesemia　01.062
低钠血症　hyponatremia　01.058
*低排高阻型休克　hypodynamic shock, hypokinetic shock　03.006
低热烧伤　low temperature burn, low-grade hot burn　04.085
低血容量性休克　hypovolemic shock　03.005
低压电烧伤　low voltage electrical burn　04.057
低氧血症　hypoxemia　03.147
第三军医大学补液公式　Third Military Medical University formula　03.018
第一掌骨拇指化　pollicization of thumb metacarpal　06.129
蒂　pedicle　05.069
点状皮片　pinch free skin graft　05.045
电动取皮机　electric dermatome, power-driven dermatome　05.054
电光性眼炎　electric ophthalmia　04.089
电弧　electric arc　04.054
电弧烧伤　electric arcing burn　04.055
电击伤　electric shock injury　04.052
电接触烧伤　electrical contact burn　04.053
电解质紊乱　electrolyte disturbance　01.055
电凝法　electrocoagulation　06.166
电烧伤　electrical burn　04.051
电烧伤动物模型　animal model of electric burn injury　09.021
电损伤　electrical injury　04.050
电休克　electric shock　04.058
定植抗力　colonization resistance　03.096
*动力性运动　dynamic exercise　06.031
动态肺顺应性　dynamic lung compliance　03.156
动物模型　animal model　09.005
动物实验　animal experiment　09.004
窦道　sinus　01.103
毒血症　toxemia　03.084

Ⅰ度烧伤　first degree burn　01.032
Ⅱ度烧伤　second degree burn, partial thickness burn　01.033
Ⅲ度烧伤　third degree burn, full thickness burn　01.036
Ⅳ度烧伤　fourth degree burn, devastating full thickness burn　01.037

短链脂肪酸　short-chain fatty acid　02.065
*断层皮片　split thickness free skin graft　05.040
多不饱和脂肪酸　polyunsaturated fatty acid　02.062
多器官功能衰竭　multiple organ failure, MOF　01.111
多器官功能障碍综合征　multiple organ dysfunction syndrome, MODS　01.110

E

额部皮瓣　forehead skin flap　05.089
儿茶酚胺　catecholamine　02.050
耳垂缺损　defect of ear lobe　06.098
耳郭缺损　auricular defect　06.099
耳缺损　ear defect　06.100
耳烧伤　auricular burn　04.090
二重感染　double infection superinfection　03.078

二次打击　two-hit phenomenon　01.114
*二度烧伤　second degree burn, partial thickness burn　01.033
二氧化碳分压　partial pressure of carbon dioxide　03.142
二氧化碳解离曲线　carbon dioxide dissociation curve　03.140

F

反比通气　inversed ratio ventilation　04.040
反流性误吸　regurgitating aspiration　04.016
*放烧复合伤　radiation-burn combined injury　04.098
放烧复合伤动物模型　animal model of radiation burn　09.010
放射烧伤复合伤　radiation-burn combined injury　04.098
放射性核素沾染　radionuclide contamination　04.104
放射性溃疡　radiation ulcer　04.116
放射性皮肤癌　radiation induced skin cancer　04.117
放射性烧伤　radiation burn　04.103
飞石伤　fly-rock injury　04.100
非必需脂肪酸　non-essential fatty acid　02.058
非蛋白热量　non-protein calorie　02.041
非黄疸型肝功能不全　nonicteric hepatic insufficiency　03.233
非结石性胆囊炎　acalculous cholecystitis　03.241
*非竞争性肌松药　depolarizing muscle relaxant　07.009
非侵入性创面感染　non-invasive wound infection　03.067
非去极化类肌松药　nondepolarizing muscle relaxant　07.008
非少尿性急性肾衰竭　nonoliguric acute renal failure　03.197

*非随机性效应　nonstochastic effect　04.109
非弹性阻力　nonelastic resistance　03.150
非胰岛素依赖型糖尿病　noninsulin-dependent diabetes mellitus, NIDDM　04.156
*肥厚性瘢痕　hypertrophic scar　06.053
肥厚性瘢痕动物模型　animal model of hypertrophic scar or keloid　09.034
腓长肌肌皮瓣　gastrocnemius myocutaneous flap　05.115
肺爆震伤　blast injury of lung　03.178
肺不张　atelectasis　03.168
*肺动脉栓塞　pulmonary embolism　03.176
肺动脉楔压　pulmonary artery wedge pressure　03.042
肺动脉压　pulmonary artery pressure　03.041
肺分流　pulmonary shunt　03.167
肺复张方法　recruitment maneuver, RM　04.028
肺功能检查　pulmonary function test　04.024
*肺毛细血管楔压　pulmonary artery wedge pressure　03.042
肺泡表面活性物质　pulmonary surfactant, alveolar surfactant　03.158
肺泡表面活性物质替代治疗　pulmonary surfactant replacement　04.027
肺泡表面张力　alveolar surface tension　03.157
肺泡-动脉血氧分压差　alveolar-artery oxygen partial

pressure gradient   03.160
肺气压伤   lung barotrauma, pulmonary hyperbaric injury   04.049
肺气肿   pulmonary emphysema   03.174
肺实变   pulmonary consolidation   03.169
肺栓塞   pulmonary embolism   03.176
肺水肿   pulmonary edema   03.175
肺水肿动物模型   animal model of pulmonary edema   09.037
肺顺应性   pulmonary compliance   03.154
*肺萎陷   atelectasis   03.168
肺血管阻力   pulmonary vascular resistance   03.044
肺炎   pneumonia   03.170
分段补液   stage infusion   02.023
分解代谢   catabolism   02.032
分类救治   remedy classification   02.030
分离   dissection   06.069
分指术   correction of syndactyly, division of cicatricial web   06.125
分趾术   correction of syndactyly, division of cicatricial web   06.126
*封闭疗法   occlusive therapy, occlusive dressing   05.004

缝线包压法   bolus tie-over dressing   05.057
辐照猪皮   irradiated porcine skin   05.162
辅助机械通气   assistant mechanical ventilation, AMV   04.036
辅助性T细胞亚群偏移   T helper cell subset polarization   01.161
*辅助性T细胞亚群漂移   T helper cell subset polarization   01.161
负氮平衡   negative nitrogen balance   02.045
负压封闭引流   vacuum sealing drainage, VSD   08.028
*复方氯化钠溶液   Ringer solution   03.035
复合麻醉   combined anesthesia   07.014
复合人工皮[肤]   composite artificial skin   05.168
复合伤   combined injury   02.006
复合伤动物模型   animal model of combined injury   09.007
复合组织移植术   composite tissue grafting   05.075
腹股沟皮瓣   groin skin flap, superficial circumflex iliac artery flap   05.097
腹膜透析   peritoneal dialysis   03.200
腹直肌肌皮瓣   rectus abdominis myocutaneous flap   05.112

G

改良布鲁克补液公式   modified Brooke formula   03.016
钙超载   calcium overloading   01.075
钙反常   calcium paradox   01.074
肝功能不全   hepatic insufficiency   03.231
肝功能减退   hypohepatia, hypofunction of liver   03.229
肝[功能]衰竭   hepatic failure   03.232
肝功能障碍   liver dysfunction, hepatic dysfunction, hepatic function dysfunction   03.230
肝细胞坏死   hepatocyte necrosis   03.237
肝细胞色素沉着   hepatocyte hyperpigmentation   03.238
肝细胞性黄疸   hepatocellular jaundice   03.235
肝细胞脂肪变   hepatic cell fatty degeneration, hepatocyte fatty degeneration   03.236
肝炎   hepatitis   03.239
肝硬化   liver cirrhosis, LC   03.240
感染   infection   03.059

感染性心内膜炎   infective endocarditis   03.113
感染性休克   infection shock   03.076
感染易感性   infection susceptibility   01.147
干细胞   stem cell   05.173
干性坏疽   dry gangrene   01.082
肛门缩窄术   repair of stricture in anal region   06.139
高动力型休克   hyperdynamic shock, hyperkinetic shock   03.007
高钙血症   hypercalcemia   01.061
高钾血症   hyperkalemia   01.057
高磷血症   hyperphosphatemia   04.063
高镁血症   hypermagnesemia   01.063
高钠血症   hypernatremia   01.059
*高排低阻型休克   hyperdynamic shock, hyperkinetic shock   03.007
高频通气   high frequency ventilation   04.041
高热惊厥   febrile seizure, febrile convulsion   04.149
高渗盐水补液公式   hypertonic saline formula   03.017
高碳酸血症   hypercapnia   04.046

高压电烧伤　high voltage electrical burn　04.056
高压电烧伤动物模型　animal model of high-voltage electric burn　09.020
高氧晶体溶液　crystalloid solution with high oxygen content　03.034
铬酸烧伤　chromic acid burn　04.071
功能康复　functional rehabilitation　01.133
功能位　functional position　06.013
功能训练　functional training　06.021
供区　donor site, donor area　05.032
供体　donor　05.031
骨干延长　diaphysis lengthening　03.254
骨骺增大　osteoepiphysis hypertrophy　03.253
骨烧伤　bone burn　04.092
[骨髓]巨核细胞被噬现象　megakaryocytophagia　04.113
骨髓型放射病　radiation disease with bone marrow manifestation　04.112
骨移植术　bone grafting　05.074
骨疣　exostosis　03.252
*骨质缺乏症　osteoporosis　03.250
骨质疏松[症]　osteoporosis　03.250
鼓式取皮机　drum dermatome, Padgett-Hood dermatome　05.053
固有免疫　innate immunity　01.127
关节成形术　arthroplasty　06.146
*关节活动度　range of motion, ROM　06.011
关节活动范围　range of motion, ROM　06.011
关节僵直　stiffness　06.142
关节挛缩　arthrogryposis　06.144
关节囊切除术　articular capsulectomy　06.147
关节强直　ankylosis　06.143
关节融合术　arthrodesis　06.145
关节软骨溶解　chondrolysis of joint　03.251
关节烧伤　articular burn　04.093
关节炎　arthritis　03.249
关节异常钙化　abnormal calcification of joint　03.256
关节异常骨化　abnormal ossification of joint　03.255
管形皮瓣　tubed skin flap　05.083
*冠脉血流量　coronary blood flow　03.124
冠状动脉血流量　coronary blood flow　03.124
惯性阻力　inertial resistance　03.151
光辐射烧伤动物模型　animal model of heat radiation burn, animal model of thermal radiation burn　09.011
*辊轴刀　Humby knife　05.052
滚轴取皮刀　Humby knife　05.052

H

合成代谢　anabolism　02.033
合成纤维纱布敷料　synthon gauze dressing　05.147
核爆炸复合伤　combined injuries from nuclear explosion　04.099
亨利定律　Henry law　03.137
*红斑性烧伤　first degree burn　01.032
红外成像　infrared photography　01.048
*红外摄像　infrared photography　01.048
红疹毒素　dick toxin, elythrogenic toxin, scarlatinal toxin　03.227
喉梗阻　laryngeal obstruction　04.009
喉烧伤　laryngeal burn　04.008
*厚断层皮片　thick split thickness free skin graft　05.042
厚中厚皮片　thick intermediate thickness free skin graft　05.042
呼气末正压通气　positive end expiratory pressure, PEEP　04.038
呼吸功能紊乱　respiratory dysfunction　03.164
*呼吸机相关性肺损伤　ventilation-associated lung injury　04.048
呼吸机相关性肺炎　ventilator-associated pneumonia, VAP　03.075
呼吸膜　respiratory membrane　03.149
呼吸衰竭　respiratory failure　03.166
呼吸系统　respiratory system　03.148
呼吸性碱中毒　respiratory alkalosis　03.162
呼吸性酸中毒　respiratory acidosis　03.161
呼吸暂停　apnea　04.007
琥珀酰明胶　succinylated gelatin　03.031
护理程序　nursing process　08.003
护理措施　nursing intervention　08.004
护理评估　nursing evaluation　08.006
护理诊断　nursing diagnosis　08.002
花生四烯酸　arachidonic acid　03.268
华氏九分法　Wallace rule of nines　01.024
*滑行皮瓣　sliding skin flap　05.079
化脓性耳软骨炎　purulent auricular chondritis　04.091

化脓性骨髓炎　suppurative osteomyelitis　03.248
化脓性炎症　suppurative inflammation, purulent inflammation　01.100
化学烧伤　chemical burn　04.060
化学性肺炎　chemical pneumonia　03.172
坏疽　gangrene　01.081
坏死　necrosis　01.077
环甲膜穿刺　thyrocricoid puncture, cricothyroid membrane puncture　02.008
环甲膜切开术　cricothyroidotomy, cricothyroid membrane laryngotomy　02.007
环形焦痂切开减张　escharotomy of circumferential deep burn for tension relief　02.027
环形深度烧伤　circumferential deep burn　02.026
环氧合酶　cyclooxygenase, COX　03.270
环状瘢痕挛缩　circumferential cicatricial contracture　06.141
换药热　dressing change fever　04.143
换药术　wound dressing change　05.008
患者自控镇痛　patient controlled analgesia, PCA　07.018
黄疸型肝功能不全　icteric hepatic insufficiency　03.234
毁容　disfigurement of face　06.076
毁损性烧伤　devastating burn　06.074
会阴瘢痕挛缩　cicatricial contracture of perineum　06.136
会阴部烧伤　perineal burn　04.094
*混合性拮抗反应综合征　mixed antagonist response syndrome, MARS　01.144
*混合性酸碱平衡紊乱　mixed acid-base disturbance　01.052
*活检　biopsy　01.049
活体组织检查　biopsy　01.049
*获得性免疫　acquired immunity　01.128
霍尔丹效应　Haldane effect　03.146

J

机会性感染　opportunistic infection　03.071
机械通气　mechanical ventilation　04.035
机械通气相关性肺损伤　ventilation-associated lung injury　04.048
肌瓣　muscle flap　05.132
肌成纤维细胞　myofibroblast　06.072
肌钙蛋白T　cardiac troponin T, TnT　03.132
肌酐清除率　creatinine clearance　03.204
肌红蛋白管型　myoglobin cast　03.195
肌红蛋白尿　myoglobinuria　03.193
肌腱延长术　tendon lengthening　05.138
肌腱移植术　tendon grafting　05.137
肌腱粘连松解术　myotenolysis, myotendolysis　06.128
肌腱转位术　tendon transfer　05.139
肌皮瓣　myocutaneous flap　05.107
肌肉松弛药　muscle relaxant　07.007
*肌松药　muscle relaxant　07.007
基础代谢率　basal metabolic rate　02.038
基础护理　basic nursing　08.005
基础能量消耗　basal energy expenditure　02.037
基础生命支持　basic life support　08.008
基底层　stratum basale, basal layer of epidermis　01.012
基底细胞　basal cell　06.070
基底细胞癌　basal-cell carcinoma　06.152
*基细胞　basal cell　06.070
畸形　deformity, malformation　06.075
激光角膜烧伤动物模型　animal model of corneal laser burn　09.030
*Ⅰ级平衡　static balance　06.014
*Ⅱ级平衡　steady dynamic balance　06.015
*Ⅲ级平衡　unsteady dynamic balance　06.016
极期　critical phase　04.118
*即时转移　immediate transfer　05.123
急性放射病　acute radiation disease　04.111
急性放射效应　acute radiation effect　04.107
急性肺损伤　acute lung injury, ALI　03.163
急性感染性心内膜炎　acute infective endocarditis, ulcerative endocarditis　03.115
急性呼吸窘迫综合征　acute respiratory distress syndrome, ARDS　03.165
急性皮肤放射损伤　acute radiation injury of skin　04.105
急性期蛋白　acute phase protein　01.157
急性期反应　acute phase reaction　01.156
急性上呼吸道梗阻　acute upper airway obstruction, AUAO　04.005

急性肾衰竭 acute renal failure 03.196
急性肾小管坏死 acute tubular necrosis 03.181
急性心肌缺血动物模型 animal model of acute myocardial ischemia 09.035
棘层 stratum spinosum, spinous layer of epidermis 01.011
继发型多器官功能障碍综合征 delayed two-phase multiple organ dysfunction syndrome 01.113
加强监护 intensive care 08.009
加强监护病房 intensive care unit, ICU 08.010
*加压包扎 pressure dressing 05.058
加压疗法 compression therapy 06.034
痂 crust 05.012
痂内定殖 intraeschar colonization 01.109
痂上定殖 supraeschar colonization 01.107
甲壳素敷料 chitosan dressing 05.156
假愈期 latentphase, clinical quiescent period 04.119
假肢 limb prosthesis 06.040
间接测热法 indirect calorimetry 02.054
间接转移 indirect transfer 05.124
*间生态组织 parabiotic tissue 01.105
*间植术 onlay skin grafting 05.062
肩胛区皮瓣 scapular skin flap 05.091
睑裂闭合不全 lagophthalmos 06.084
睑球粘连 symblepharon 06.086
睑缺损 palpebral coloboma 06.087
睑缘粘连 ankyloblepharon 06.085
简单清创 simple debridement 02.025
*简易清创 simple debridement 02.025
碱烧伤 alkali burn 04.074
*碱中毒 alkalosis 01.052
*建立静脉通道 establish the vein passage 02.019
健康教育 health education 08.037
渐进抗阻训练 progressive resistance training 06.029
渐进性坏死 necrobiosis 01.078
交叉唇瓣 cross lip flap 06.111
交叉感染 cross infection 08.043
交错皮瓣 overlap skin flap 05.080
胶体溶液 colloid solution 03.023
胶体渗透压 colloid osmotic pressure 01.117
胶原生物敷料 collagen biological dressing 05.155
胶原纤维 collagenous fiber 06.073
焦痂 eschar 05.013
焦痂切除术 escharectomy 05.023

*焦痂性烧伤 third degree burn, full thickness burn 01.036
角膜热烧伤动物模型 animal model of corneal thermal burn 09.029
角质层 stratum corneum, horny layer of epidermis 01.008
矫形器 orthosis, orthotic device 06.041
矫形鞋 orthopedic shoe, orthopedic foot-wear 06.042
睫毛缺损 loss of eyelashes 06.082
芥子气烧伤 mustard gas burn 04.084
金黄色葡萄球菌肠炎 *Staphylococcus aureus* enteritis 04.139
金霉素荧光法 chlortetracycline fluorescence assay 01.046
筋膜皮瓣 fascio-cutaneous flap 05.120
筋膜移植术 fascia grafting 05.071
浸浴 immersion bath 06.019
经皮氧监测 transcutaneous oxygen pressure monitor 08.015
惊厥 convulsion 04.148
惊厥持续状态 status convulsion 04.150
晶体溶液 crystalloid solution 03.033
晶体渗透压 crystalloid osmotic pressure 01.118
精神药品 psychotropic substance 07.004
颈肱皮瓣 cervico-humeral flap 05.119
颈浅动脉皮瓣 superficial cervical artery flap 05.087
*竞争性肌松药 nondepolarizing muscle relaxant 07.008
*静力性运动 static exercise 06.030
静脉穿刺 venipuncture, venepuncture 02.020
静脉导管相关感染 catheter-related infection 03.074
静脉留置导管[术] peripheral venous catheter 02.021
静脉麻醉 intravenous anesthesia 07.012
静脉切开 venotomy 02.022
静态肺顺应性 static lung compliance 03.155
静态平衡 static balance 06.014
静息能量消耗 resting energy expenditure 02.039
局部麻醉 local anesthesia 07.016
局部皮瓣 local skin flap 05.076
*局部皮瓣 adjacent skin flap 05.095
巨噬细胞活化 macrophage activation 01.162
锯齿状切开 zig-zag incision 06.157
聚明胶肽 polygeline 03.032

菌落　colony　03.087
菌落形成单位　colony forming unit, CFU　03.101
菌群失调　dysbacteriosis　03.100
*菌群失调症　double infection superinfection　03.078
菌血症　bacteremia　03.085

K

开放静脉通道　establish the vein passage　02.019
*开放疗法　semi-exposure therapy　05.006
开放性骨折　open fracture　04.126
开放性颅脑损伤　open craniocerebral injury, open cerebral injury　04.120
开放性气胸　open pneumothorax　04.122
康复　rehabilitation　06.032
康复病床　rehabilitation bed　06.044
康复锻炼　rehabilitation exercise　06.048
康复方案　rehabilitation project, rehabilitation scheme　06.045
康复护理　rehabilitation nursing　08.034
康复护士　rehabilitation nurse　06.046
康复评定　rehabilitation evaluation　06.008
康复设备　rehabilitation equipment　06.047
康复心理学　rehabilitation psychology　06.049
*康复医学　rehabilitation medicine　06.001
康复治疗师　rehabilitation therapist　06.043
抗利尿激素　antidiuretic hormone, ADH　01.123
抗生素抗性　antibiotic resistance　03.102
*抗药性　drug resistance　03.103
抗阻运动　resistant exercise　06.024
苛性碱烧伤　caustic alkali burn　04.075
颏胸粘连　mento-sternal adhesion　06.114
颗粒层　stratum granulosum　01.010
可的松　cortisone　02.047
克利夫兰补液公式　Cleveland formula　03.013
克利 B 线　Kerley B-line　04.019
空肠旷置胃造口动物模型　animal model of burn with pre-established gastrostomy and jejunal blind segment　09.033
控制性降压　controlled hypotension　07.019
口角开大术　commissurotomy　06.106
口周瘢痕挛缩　perioral cicatricial contracture　06.105
溃疡　ulcer　01.087
阔筋膜张肌肌皮瓣　tensor fascia lata myocutaneous flap　05.110

L

老年烧伤　geriatric burn　04.153
老年烧伤补液　fluid replacement therapy in burned geriatric　04.157
冷疗　cold water treatment　02.011
冷疗敷料　cold dressing　02.012
*冷休克　hypodynamic shock, hypokinetic shock　03.006
沥青烧伤　asphalt burn　04.080
连续 Z 成形术　continuous Z-plasty　06.160
连续缝合[法]　continuous suture, running suture　06.165
连续性肾脏替代治疗　continuous renal replacement therapy, CRRT　03.202
*连续性血液净化　continuous renal replacement therapy, CRRT　03.202
连指手套状并指　mitten deformity　06.120
*良性十二指肠淤滞症　superior mesentery artery syndrome, SMAS　03.219
邻位皮瓣　adjacent skin flap　05.095
邻指皮瓣　cross finger flap　05.094
林格[溶]液　Ringer solution　03.035
临床观察　clinical observation　08.012
临界菌量　critical level of bacterial count　03.089
*临界菌值　critical level of bacterial count　03.089
临时覆盖　temporary covering　05.144
临时性睑裂缝合术　temporary lid occlusion suture　06.088
临终关怀　hospice care　08.039
T[淋巴]细胞抑制　T lymphocyte suppression　01.163
磷烧伤　phosphorus burn　04.061
磷脂　phospholipid, phosphatide　02.067
鳞状细胞癌　squamous cell carcinoma　06.151
留置导尿　indwelling catheterization　08.018
流水冲洗　running-water rinsing　02.013

硫芥中毒复合烧伤动物模型　animal model of burn combined with sulfur mustard intoxication　09.019
硫酸烧伤　sulfuric acid burn　04.068
瘘管　fistula　01.104

挛缩性瘢痕　contracted scar　06.063
*伦–布法　Lund and Browder chart　01.025
伦德–布劳德表　Lund and Browder chart　01.025
滤泡内定殖　intrafollicular colonization　01.108

M

麻醉　anesthesia　07.001
麻醉药　anesthetic　07.002
麻醉药品　nacrotic drug, narcotics　07.003
麻醉诱导　anesthesia induction　07.010
*马乔林溃疡　Marjolin ulcer　06.150
慢性放射效应　chronic radiation effect　04.108
慢性皮肤放射损伤　chronic radiation injury of skin　04.106
毛发移植术　hair grafting　05.141
眉缺损　eyebrow defect, loss of eyebrow　06.079
每搏输出量　stroke volume　03.039
每克组织菌量　colony forming unit per gram tissue　03.088
镁烧伤　magnesium burn　04.079
弥散性血管内凝血　disseminated intravascular coagulation, DIC　03.009
米克植皮术　Meek grafting　05.065
免疫刺激剂　immunologic stimulant　01.169
免疫刺激细胞因子　immunostimulating cytokine　01.159
免疫调节剂　immunomodulator　01.168
免疫微环境异常　immune micro-environmental abnormality　01.154
免疫抑制剂　immunosuppressant　01.170
免疫抑制细胞因子　immunosuppressive cytokine　01.160
免疫营养　immunonutrition　02.076
免疫营养素　immune nutrient　01.153
面部瘢痕挛缩　cicatricial contracture of face　06.077
面部洞穿性缺损修复　repair of perforating burn wound of face　06.113
面颊部洞穿性缺损　through and through cheek defect　06.112
灭菌　sterilization　05.010
膜菌群　membranous flora　03.094
磨痂术　eschar grinding　05.028
踇甲皮瓣移植拇指再造术　nail skin flap of great toe for thumb reconstruction　06.127

N

纳米敷料　nanometer dressing　05.151
耐药性　drug resistance　03.103
南京补液公式　Nanjing formula　03.019
脑充血　encephalemia　03.205
脑出血　cerebral hemorrhage　03.207
脑脓肿　brain abscess, encephalopyosis, pyencephalus　03.208
脑疝　brain hernia　03.209
脑水肿　cerebral edema, encephaledema, brain edema　03.206
脑型放射病　radiation disease with brain manifestation　04.115
*脑溢血　cerebral hemorrhage　03.207
内毒素　endotoxin　03.080
内毒素移位　endotoxic translocation　03.225
*内分泌性增生　endocrine hyperplasia　01.090
内皮　endothelium　01.016
内皮素　endothelin, ET　03.266
内嵌植皮术　inlay skin grafting　05.061
内源性感染　endogenous infection　03.072
内眦赘皮　epicanthus　06.081
逆切　back cut　05.096
黏膜瓣　mucosal flap　05.131
黏滞阻力　viscous resistance　03.152
尿毒症　uremia　03.188
尿潴留　urinary retention　03.191
*颞浅动脉额支皮瓣　forehead skin flap　05.089
凝固汽油烧伤动物模型　animal model of napalm burn　09.014
凝固性坏死区　zone of coagulation necrosis　05.001
凝血调节蛋白　thrombomodulin, TM　03.271
脓毒症　sepsis　03.069

脓尿　pyuria　03.185
脓皮病　pyoderma　04.142
脓细胞　pus cell　01.101
脓肿　abscess　01.102
*暖休克　hyperdynamic shock, hyperkinetic shock　03.007

P

帕克兰补液公式　Parkland formula　03.015
*袢状神经移植术　pedicled nerve anastomosis　05.136
皮瓣　skin flap　05.066
皮瓣断蒂术　skin flap pedicle division　05.125
皮瓣试样法　planning of skin flap in reverse　05.067
皮瓣修薄[术]　thinning of skin flap, skin flap flattening　06.156
皮瓣修整[术]　revision of skin flap　06.155
皮瓣训练　conditioning of skin flap　05.126
皮瓣延迟[转移]术　delayed transfer, skin flap delay　05.122
皮瓣移植术　skin flap grafting　05.070
皮肤　skin　01.006
皮肤磷烧伤动物模型　animal model of phosphorus skin burn　09.022
皮肤免疫系统　skin immune system, SIS　01.140
皮肤氢氧化钠烧伤动物模型　animal model of sodium hydroxide skin burn　09.023
皮肤缺损动物模型　animal model of full-thickness skin defect　09.013
皮肤烧伤毒素　cutaneous burn toxin, CBT　01.165
皮肤替代物　skin substitute　05.143
皮肤移植术　skin grafting　05.037
皮肤组织库　skin tissue bank　05.169
*皮管　skin tube　05.083
皮浆植皮术　skin pulp grafting　05.063
皮内缝合[法]　intradermal suture, subcuticular suture　06.163
皮片　free skin graft　05.038
皮片成网器　skin graft mesher　05.049
*皮桥　bridged scar　06.061
皮神经营养血管皮瓣　neurocutaneous vascular flap　05.121
皮纹　skin line, Langer's line　05.134
皮下组织　hypodermis, subcutaneous tissue　01.020
皮下组织蒂皮瓣　subcutis pedicle skin flap　05.130
*皮质醇　hydrocortisone　02.046
*皮赘　skin tag　06.060
平均动脉压　mean arterial pressure　03.038
葡萄球菌烫伤样皮肤综合征　staphylococcal scalded skin syndrome, SSSS, Ritter's disease　04.141
蹼状瘢痕　webbed scar　06.057

Q

气道清除　airway clearance　04.030
气道阻力　airway resistance　03.153
气动取皮机　air-driven dermatome　05.055
气管内插管　endotracheal intubation　04.029
气管切开术　tracheotomy　02.009
气管狭窄　tracheal stenosis, tracheostenosis　04.006
*气溶胶吸入疗法　aerosol therapy　08.025
气性坏疽　gas gangrene　01.084
气胸　pneumothorax　03.179
汽油烧伤　petrol burn, gasoline burn　04.083
牵引　traction therapy　06.017
前臂皮瓣　forearm flap　05.093
前臂游离皮瓣　forearm free skin flap　05.105
前列环素　prostacyclin　03.267
前列腺素　prostaglandin　03.128
浅度烧伤　superficial burn　01.038
浅Ⅱ度烧伤　superficial second degree burn, superficial partial thickness burn　01.034
*浅二度烧伤　superficial second degree burn, superficial partial thickness burn　01.034
腔菌群　lumen flora　03.095
6%羟乙基淀粉　6% hetastarch, 6% hydroxyethyl starch　03.028
羟乙基淀粉130/0.4氯化钠注射液　hydroxyethyl starch 130/0.4 and sodium chloride injection　03.030
羟乙基淀粉200/0.5氯化钠注射液　hydroxyethyl starch 200/0.5 and sodium chloride injection　03.029
桥状瘢痕　bridged scar　06.061

切痂异体皮移植术　escharectomy and allogeneic skin grafting　05.026
切痂植皮术　excision of eschar and skin grafting　05.025
侵入性创面感染　invasive wound infection　03.068
侵袭力　invasiveness　03.097
轻度烧伤　minor burn, mild burn　01.040
轻度吸入性损伤　mild inhalation injury　04.002
氢氟酸烧伤　hydrofluoric acid burn　04.070
氢氟酸烧伤动物模型　animal model of hydrofluoric acid burn　09.024
氢化可的松　cortisol　02.046
氢氰酸烧伤　hydrocyanic acid burn　04.073
氢氧化钠烧伤　sodium hydroxide burn　04.076
屈曲挛缩　flexion contracture　06.140
*趋化性　chemotaxis　01.096
趋化因子　chemotactic factor　01.097
趋化作用　chemotaxis　01.096

取皮胶膜　dermatape　05.056
去极化类肌松药　depolarizing muscle relaxant　07.009
全鼻再造术　total nose reconstruction　06.093
*全层皮片　full thickness free skin graft, Wolfe-Krause free skin graft　05.043
全厚皮片　full thickness free skin graft, Wolfe-Krause free skin graft　05.043
全身性磷中毒　systemic phosphorus poisoning　04.065
全血　whole blood　03.024
醛固酮　aldosterone　01.124
缺血　ischemia　01.065
缺血再灌注损伤　ischemia-reperfusion injury　01.070
缺氧　hypoxia　01.066
缺氧动物模型　animal model of hypoxia　09.036
确定性效应　deterministic effect　04.109

R

*热力烧伤　thermal burn　01.004
热烧伤　thermal burn　01.004
热压伤　hot crush injury　04.102
人工被动免疫接种　artificial passive immunization　03.093
人工合成敷料　artificial synthetic dressing　05.152
人工呼吸　artificial respiration　02.005
人工气道　artificial airway　04.031
*人工胃肠　artificial gastrointestinal　02.071
人工真皮　artificial dermis　05.167
*人工肢体　artificial limb　06.040
人工主动免疫接种　artificial active immunization　03.092
人血清白蛋白　human serum albumin, HSA　03.026
*刃厚皮片　razor graft　05.039
认知疗法　cognitive therapy　06.036
日常生活活动　activity of daily living, ADL　06.007

*日光性皮炎　sunburn　04.095
日晒红斑　erythema solare, solar erythema　04.096
日晒伤　sunburn　04.095
容貌康复　appearance rehabilitation　01.134
溶酶体酶　enzyme of lysosome　03.131
肉芽创面　granulation wound　01.138
肉芽组织　granulation tissue　01.106
乳酸盐林格液　lactated Ringer solution　03.036
乳头层　papillary layer　01.018
乳头下血管丛　subpapillary vascular plexus　01.021
*褥疮　bed sore　04.158
褥式缝合[法]　mattress suture　06.164
软骨移植术　cartilage grafting　05.073
软组织扩张器　soft tissue expander　06.153
软组织扩张术　soft tissue expansion　06.154
瑞金医院补液公式　Ruijin hospital formula　03.020

S

*三度烧伤　third degree burn, full thickness burn　01.036
三度四分法　rule of three degrees and four levels　01.030

三角推进皮瓣　triangle advance skin flap　05.116
色素减退　hypopigmentation　06.148
纱布添加剂　gauze additive　05.148
上唇缺损修复　repair of upper lip defect　06.108

上皮　epithelium　01.014
上皮化　epithelization　01.015
*上皮组织　epithelium tissue　01.014
烧伤　burn　01.003
烧伤瘢痕挛缩　burned cicatricial contracture　06.064
烧伤肠源性感染动物模型　animal model of enterogenic infection in burn　09.009
烧伤创面　burn wound　01.105
烧伤创面保护　burn wound protection　02.014
烧伤创面感染　burn wound infection　03.060
烧伤创面脓毒症　burn wound sepsis　03.070
烧伤创面脓毒症动物模型　animal model of burn wound sepsis　09.026
烧伤创面修复期　healing period of burn wound　01.131
烧伤动物模型　animal model of burn injury　09.006
烧伤复合伤　burn combined injury　04.097
烧伤感染动物模型　animal model of burn infection　09.025
烧伤高代谢胃肠喂养动物模型　animal model of burn hypermetabolism with continuous pump-controlled gastrostomy tube feeding　09.032
烧伤后高代谢反应　hypermetabolism postburn　02.031
烧伤后骨赘病　postburn osteophytosis　03.260
烧伤后固有免疫功能亢进　postburn hyperimmune response of innate immunity　01.145
烧伤后关节僵硬　postburn ankylosis　03.257
烧伤后肌腱粘连　postburn adhesion of tendon　03.259
烧伤后肌肉萎缩　postburn muscle atrophy　03.258
烧伤后免疫功能紊乱　postburn immune dysfunction, PID　01.141
烧伤后皮肤美容护理　skin and cosmetic therapy after burn　08.036
烧伤后脾感染　postburn splenic infection　03.247
烧伤后适应性免疫功能低下　postburn hypoimmune response of adaptive immunity　01.146
烧伤后污染　postburn contamination　01.126
烧伤后休克心　post-burn shock heart　03.105
烧伤后血清蛋白异常带　abnormal protein band in burn serum　01.155
烧伤后胰腺炎　postburn pancreatitis　03.246
烧伤患者转运　burn patient transportation　02.029
烧伤急救　first aid of burn　02.002

烧伤急性感染期　burn acute infection period　01.125
烧伤康复评定　rehabilitation evaluation of burn　06.009
烧伤康复期　burn rehabilitation period　01.132
烧伤内毒素血症　burn endotoxemia　03.083
烧伤内毒素血症动物模型　animal model of endotoxemia in burn　09.008
烧伤水肿　burn edema　01.120
烧伤水肿回吸收期　reabsorption period of burn edema　01.121
烧伤体液渗出期　burn humoral exudative period　01.115
烧伤外毒素血症　burn exotoxemia　03.082
烧伤休克动物模型　animal model of burn shock　09.017
烧伤休克期　burn shock stage　01.119
烧伤学　burns, study of burns　01.001
烧伤延迟复苏动物模型　animal model of severe burn with delayed fluid resuscitation　09.018
烧伤早期处理　initial management of burn, general immediately care　02.001
烧伤指数　burn index　01.044
烧伤[致伤]原因　etiological factors of burn　02.003
少尿　oliguria　03.182
社会康复　social rehabilitation　01.136
射血分数　ejection fraction, EF　03.122
深度烧伤　deep burn　01.039
深Ⅱ度烧伤　deep second degree burn, deep partial thickness burn　01.035
*深二度烧伤　deep second degree burn, deep partial thickness burn　01.035
神经传导阻滞　nerve block　07.015
神经断端吻合移植术　pedicled nerve anastomosis　05.136
神经血管束岛状皮瓣　neurovascular island skin flap　05.092
肾滤过分数　renal filtration fraction　03.190
肾上腺素　adrenaline, epinephrine　02.051
肾小球滤过率　glomerular filtration rate　03.189
渗出　exudation　01.092
渗出物　exudate　01.093
渗透压　osmotic pressure　01.116
生存质量　quality of life, QOL　08.041
生发层　germinal layer　01.013

*生理性增生　physiological hyperplasia　01.090
生命体征　vital sign　08.014
生态免疫营养　ecoimmunonutrition, ecological immune nutrient　02.078
生物反馈疗法　biofeedback therapy, BFT　06.038
生物敷料　biodressing　05.149
生物合成敷料　biosynthetic dressing　05.153
生长因子敷料　dressing containing growth factor　05.150
声音嘶哑　hoarseness　04.018
失代偿性炎症反应综合征　mixed antagonist response syndrome, MARS　01.144
失活组织　devitalized tissue　01.085
失控性炎症反应　uncontrolled inflammatory response　01.142
湿敷疗法　wet compress therapy　05.007
湿化疗法　humidity therapy　04.032
湿性坏疽　moist gangrene, wet gangrene　01.083
十分法　rule of tens　01.028
石灰烧伤　lime burn　04.077
石炭酸烧伤　carbolic acid burn, phenol burn　04.072
实验动物　laboratory animal　09.002
实验动物学　laboratory animal science　09.001
实验用动物　animal for research　09.003
食管黏膜出血　oesophageal mucosa hemorrhage　03.213
食管黏膜角化　oesophageal mucosa keratosis　03.212
食管炎　oesophagitis　03.211
示指移植拇指再造术　reconstruction of thumb by index finger transfer　06.131
视网膜烧伤　retina burn　04.088
视网膜烧伤动物模型　animal model of retinal burn　09.031
适应性免疫　specific immunity　01.128
手背瘢痕挛缩　scar contracture of dorsum manus, contracture of dorsal surface of hand　06.118
手工取皮　free hand harvest, free hand excision of skin graft　05.051
手术清创　surgical debridement　05.022
手术显微镜　operating microscope　06.168
手掌瘢痕挛缩　scar contracture of palmar, palmar contracture　06.117
手掌法　rule of palm　01.029
受区　recipient site, recipient area　05.034
受体　recipient　05.033
输血反应　transfusion reaction　04.144
输液泵　infusion pump　08.029
*双相迟发型多器官功能障碍综合征　delayed two-phase multiple organ dysfunction syndrome　01.113
双叶皮瓣　bilobate skin flap　05.117
水疗法　hydrotherapy　06.018
水泥烧伤　cement burn　04.081
水疱　blister　01.086
水样变性　hydropic degeneration　01.076
水中毒　overhydration, water intoxication　01.053
水肿型喉烧伤　edematous laryngeal burn　04.011
斯莱特补液公式　Slater formula　03.012
*四度烧伤　fourth degree burn, devastating full thickness burn　01.037
四度五分法　rule of four degrees and five levels　01.031
酸碱平衡　acid-base equilibrium　01.051
酸碱平衡紊乱　disturbance of acid-base equilibrium　01.052
酸烧伤　acid burn　04.066
*酸中毒　acidosis　01.052
随访　follow-up, follow-up survey, follow-up visit　08.040
随机性效应　stochastic effect　04.110
随意型皮瓣　random pattern skin flap　05.102
*损伤性糖尿病　stress hyperglycemia　01.064
索状瘢痕　cicatricial band　06.059

T

他动态平衡　unsteady dynamic balance　06.016
糖异生　gluconeogenesis　02.034
烫伤　scald　01.005
烫伤动物模型　animal model of scald　09.015
特别护理记录　special nursing record　08.007
特重烧伤　extremely severe burn　01.043
疼痛护理　pain nursing　08.032
30%体表面积Ⅲ度烧伤动物模型　animal model of 30% TBSA Ⅲ degree skin burn　09.016
*体疗　exercise therapy　06.035

体能康复　physical power rehabilitation　01.135
体外膜氧合　extracorporeal membrane oxygenation, ECMO　04.026
体位引流　postural drainage　08.024
体液免疫　humoral immunity　01.129
*天然免疫　natural immunity　01.127
通气血流比例　ventilation perfusion ratio　04.025
同步间歇指令通气　synchronized intermittent mandatory ventilation, SIMV　04.037
[同种]异基因皮肤移植物存活时间延长　prolonged survival of skin allograft　01.148
同种异体皮肤　allogeneic skin, alloskin　05.145
同种异体移植　allogeneic transplantation　05.165
同种异型排斥[反应]　allotype rejection　01.172

透明层　stratum lucidum, clear layer of epidermis　01.009
透析　dialysis　03.198
徒手肌力评定　manual muscle test, MMT　06.006
推进耳轮瓣　advanced helical flap　06.102
推进皮瓣　advancement skin flap　05.079
臀大肌肌皮瓣　gluteus maximus myocutaneous flap　05.111
脱痂　eschar separation, decrustation　05.014
脱水　dehydration　01.054
脱水疗法　dehydration therapy　04.152
脱水热　dehydration fever　04.147
脱细胞真皮基质　acellular dermal matrix　05.158

W

瓦斯爆炸烧伤　gas explosion burn　04.082
外毒素　exotoxin　03.081
外耳道闭锁　atresia of external auditory canal　06.096
外耳道成形术　external auditory meatoplasty　06.097
外耳道狭窄　stricture of external auditory canal　06.095
外嵌植皮术　onlay skin grafting　05.062
外用抗感染药　externally applied antiinfective agent　05.017
外用药　externally applied agent　05.016
外源性瘢痕挛缩　extrinsic cicatricial contracture　06.065
*外周静脉置管[术]　peripheral venous catheter　02.021
外周血管阻力　peripheral vascular resistance　03.043
完全肠外营养　total parenteral nutrition　02.071
腕部瘢痕挛缩　scar contracture of wrist　06.116
网状层　reticular layer　01.019
网状皮片　mesh free skin graft　05.047
微波烧伤　microwave burn　04.086
微粒皮片　microne free skin graft　05.048
微量元素　trace element　02.068
微生态系统　microecosystem　03.090
微生态系统紊乱　imbalance of micro-ecosystem　03.091
微血管通透性　microvascular permeability　03.264
微循环　microcirculation　03.008

微循环障碍　microcirculation dysfunction　01.122
萎缩性瘢痕　atrophic scar　06.052
胃肠黏膜pH值　pH value of gastrointestinal mucosa　03.053
胃穿孔　gastric perforation　03.218
胃黏膜充血　gastric mucosal hyperaemia　03.214
胃黏膜出血　gastric mucosal hemorrhage　03.215
胃黏膜糜烂　gastric mucosal erosion　03.216
吻合血管的游离皮瓣移植术　revascularized free skin flap grafting　05.104
稳定性瘢痕　stable scar　06.054
无负荷运动　load-free exercise　06.023
无复流现象　no-reflow phenomenon　01.068
无菌操作　aseptic operation　05.009
*无菌技术　aseptic technique　05.009
无菌性炎症反应　aseptic inflammation response　05.172
无尿　anuria　03.183
*无再灌注　no reperfusion　01.068
五瓣成形术　penta-flap plastic operation, five-flap plasty　06.162
物理医学与康复　physical medicine and rehabilitation, PM&R, physiatry　06.001
雾化疗法　nebulizalion therapy, aerosolized therapy　08.025
*雾化治疗　nebulizalion therapy, aerosolized therapy　08.025

X

吸入麻醉　inhalation anesthesia　07.011
吸入性肺炎　aspiration pneumonia　03.171
吸入性损伤　inhalation injury　04.001
吸入性损伤动物模型　animal model of inhalation injury　09.028
吸痰术　sputum suctioning　08.021
吸氧　oxygen uptake　08.019
细胞介导免疫应答　cell-mediated immune response, CMI　01.130
细胞内组分　intracellular component　01.151
细胞外基质　extracellular matrix　05.160
细菌生物被膜　bacterial biofilm　03.077
细菌脱氧核糖核酸释放　bacterial DNA release　01.166
细菌性心肌炎　bacterial myocarditis　03.118
细菌移位　bacterial translocation　03.224
细菌组分　bacterial component　01.152
下唇外翻修复　repair of lower lip ectropion　06.110
*先天免疫　innate immunity　01.127
纤维支气管镜检查　bronchofibroscopy　04.022
氙-133-氙气肺动态显像　^{133}Xe pulmonary dynamic imaging　04.023
显微外科　microsurgery　06.167
相对肾上腺皮质功能不全　relative adrenal insufficiency, RAI　01.167
Ⅰ相肝内药物代谢途径　Ⅰ phase intrahepatic metabolic pathways of drug　07.005
Ⅱ相肝内药物代谢途径　Ⅱ phase intrahepatic metabolic pathways of drug　07.006
消毒　disinfection　05.011
硝酸烧伤　nitric acid burn　04.069
小儿轻度烧伤　pediatric mild burn, mild burn in children　04.130
小儿烧伤　pediatric burn　04.127
小儿烧伤补液　fluid replacement therapy for pediatric burn　04.136
小儿烧伤脓毒血症　pediatric sepsis post burn　04.137
小儿烧伤休克　pediatric burn shock　04.134
*小儿手掌法　palm method for estimation of pediatric burn surface　04.129
小儿手掌法烧伤面积计算　palm method for estimation of pediatric burn surface　04.129
小儿特重度烧伤　pediatric extraordinarily severe burn, extraordinarily severe burn in children　04.133
小儿体表面积　body surface area of children　04.128
小儿中度烧伤　pediatric moderate burn, moderate burn in children　04.131
小儿重度烧伤　pediatric severe burn, severe burn in children　04.132
小口畸形　microstomia　06.104
斜方肌肌皮瓣　trapezius myocutaneous flap　05.099
*蟹足肿　keloid　06.056
*心搏出率　stroke volume rate　03.122
心电监测　cardiac monitoring　08.016
*心电监护　cardiac monitoring　08.016
心房钠尿肽　atrial natriuretic peptide, ANP　04.155
*心房肽　atrial natriuretic peptide, ANP　04.155
心肺复苏　cardiopulmonary resuscitation, CPR　08.011
心功能不全　cardiac insufficiency, heart failure　03.104
心肌保护　myocardial protection　03.133
心肌炎　myocarditis　03.117
心肌抑制因子　myocardial depressant factor, MDF　03.129
心理测验　psychological test　06.010
心理护理　mental nursing　08.035
心理康复　psychological rehabilitation　08.031
心理咨询　psychological consultation　08.038
*心力衰竭　cardiac insufficiency, heart failure　03.104
心力衰竭细胞　heart failure cell　03.119
心律失常　arrhythmia, arrhythmia cordis　03.109
心率　heart rate　03.123
*心钠素　atrial natriuretic peptide, ANP　04.155
*心排血量　cardiac output　03.040
心室僵硬度　ventricular stiffness　03.126
心室顺应性　ventricular compliance　03.125
心输出量　cardiac output　03.040
*心衰细胞　heart failure cell　03.119
心源性水肿　cardiac edema　03.110
心源性休克　cardiac shock　03.106
心脏按压　cardiac compression　02.004
心脏指数　cardiac index　03.047
*新生儿剥脱性皮炎　staphylococcal scalded skin

syndrome, SSSS, Ritter's disease 04.141
猩红热样葡萄球菌感染 scarlatiniform staphylococcal infection 03.226
*2型糖尿病 noninsulin- dependent diabetes mellitus, NIDDM 04.156
胸大肌肌皮瓣 pectoralis major myocutaneous flap 05.113
胸腔闭式引流 closed thoracic drainage, thoracic cavity closed drainage 04.124
胸腔积液 pleural effusion 03.180
胸三角肌皮瓣 delto-pectoral skin flap 05.118
胸锁乳突肌肌皮瓣 sternocleidomastoid myocutaneous flap 05.109
休克 shock 03.001
休克肺 shock lung 03.057
休克期观察 shock stage observation 08.013
休克肾 shock kidney 03.058
休克征 shock sign 03.002
休克指数 shock index 03.003
修复 repair 01.088
*修正布鲁克补液公式 modified Brooke formula 03.016
溴酚蓝染色 bromophenol blue staining 01.045
溴钨灯烧伤动物模型 animal model of bromine tungsten lamp burn 09.012
旋转截骨术 rotary osteotomy 06.130
旋转皮瓣 rotation skin flap, rotated skin flap 05.077
削痂术 tangential excision of eschar 05.024
血管电损伤 vascular electrical injury 04.059
血管活性胺 vasoactive amine 01.099
血管活性肠肽 vasoactive intestinal peptide, VIP 03.130

血管内皮化皮肤 endothelialized skin 05.171
血管内皮细胞 vascular endothelial cell, VEC 03.261
血管内皮细胞损伤 vascular endothelial cell injury 03.262
*血管升压素 antidiuretic hormone, ADH 01.123
血管通透性 vascular permeability 03.263
血管通透性增高 increase of vascular permeability 03.265
血红蛋白管型 hemoglobin cast 03.194
血红蛋白尿 hemoglobinuria 03.192
血浆 plasma 03.025
血流动力学 hemodynamics 03.107
血流动力学监测 hemodynamic monitoring 03.108
血脑屏障 blood brain barrier 03.210
血尿 hematuria 03.184
血气分析 blood gas analysis 03.138
血清免疫抑制因子 serum immunosuppressive factor 01.158
血容量 blood volume 03.004
血栓栓塞 thromboembolism 03.112
血栓烷 A_2 thromboxane A_2 03.269
血栓形成 thrombosis 03.111
血栓性心内膜炎 thrombotic endocarditis 03.116
血小板活化因子 platelet activating factor, PAF 03.272
血氧饱和度 blood oxygen saturation 03.143
血氧分压 blood partial pressure of oxygen 03.050
血氧含量 blood oxygen content 03.051
血氧容量 blood oxygen capacity 03.052
血液净化 hemopurification 03.201
血液透析 hemodialysis 03.199

Y

压疮 pressure sore 04.158
压力包扎 pressure dressing 05.058
亚急性感染性心内膜炎 subacute infective endocarditis 03.114
亚临床感染 subclinical infection 03.098
烟雾 smoke 04.013
延迟复苏 delayed resuscitation 03.022
严重烧伤早期肺源性感染动物模型 animal model of pulmonary infection in early stage after severe burn 09.027

炎性水肿 inflammatory edema 01.094
炎症 inflammation 01.091
炎症介质 inflammatory mediator 01.098
炎症细胞浸润 inflammatory cell infiltration 01.095
盐酸烧伤 hydrochloric acid burn 04.067
*眼底烧伤 retina burn 04.088
眼睑烧伤 eyelid burn 04.087
眼窝再造 reconstruction of eye socket 06.089
羊膜 amniotic membrane 05.164
氧反常 oxygen paradox 01.073

氧分压　partial pressure of oxygen　03.141
氧供依赖性氧耗　supply-dependent oxygen
　　consumption　01.072
氧供指数　oxygen delivery index　03.048
氧耗量　oxygen consumption　03.046
氧耗指数　oxygen consumption index　03.049
氧解离曲线　oxygen dissociation curve　03.139
*氧疗　oxygen therapy　08.026
氧气疗法　oxygen therapy　08.026
氧摄取率　oxygen extraction ratio, O_2 ER　01.071
氧输送　oxygen delivery　03.045
氧中毒　oxygen intoxication　04.045
Toll 样受体　Toll-like receptor, TLR　03.079
药物热　drug induced fever　04.146
药物浴　medicated bath　06.020
要素饮食　elemental diet　02.075
液氮冻存皮肤　liquid nitrogen preserved skin　05.163
液化性坏死　liquefactive necrosis　01.079
液体疗法　fluid therapy　04.135
液体通气　liquid ventilation　04.043
腋挛缩　axillary contracture　06.115
*一度烧伤　first degree burn　01.032
一氧化碳血红蛋白　carboxyhemoglobin, carbon
　　monoxide hemoglobin　04.015
一氧化碳中毒　carbon monoxide poisoning　04.014
伊文思补液公式　Evans formula　03.010
304 医院补液公式　304th hospital formula　03.021
胰岛素　insulin　02.048
胰岛素抵抗　insulin resistance　02.052
胰高血糖素　glucagon　02.049
*移位皮瓣　transposition skin flap　05.078
移植免疫　transplantation immunity　01.171
移植免疫学　transplantation immunology　01.002
移植术　grafting, transplantation　05.030
移植物　graft　05.029
*义肢　limb prosthesis　06.040
异种皮肤　xeno-skin　05.146

异种移植　xeno-transplantation　05.166
*易位皮瓣　overlap skin flap　05.080
益生菌　probiotics　02.077
阴茎缺损　penile defect　06.137
阴囊再造术　reconstruction of scrotum　06.138
音乐疗法　music therapy　06.037
引流术　drainage　08.022
引流物　drain　08.023
隐神经血管轴型皮瓣　saphenous neurovascular axial
　　skin flap　05.098
隐性代偿性休克　covert compensated shock　03.055
营养风险　nutritional risk　02.079
营养风险筛查　nutritional risk screening　02.080
营养护理　nutrition nursing　08.033
应激　stress　03.056
应激性高血糖　stress hyperglycemia　01.064
应激性溃疡　stress ulcer　03.217
*应激性糖尿病　stress hyperglycemia　01.064
邮票状皮片　stamp free skin graft　05.046
游离耳郭复合组织修复　repair with free compound
　　auricular tissues　06.103
游离肌皮瓣　free myocutaneous flap　05.108
游离眉毛移植睫毛再造术　reconstruction of eyelashes
　　with free eyebrow graft　06.080
游离皮瓣　free skin flap　05.103
游离神经移植术　free nerve grafting　05.135
游离血管移植术　free vascular grafting　05.140
右[心]室做功指数　right ventricular stroke work index
　　03.121
右旋糖酐　dextran　03.027
瘀滞区　zone of stasis　05.002
原发型多器官功能障碍综合征　rapid single-phase
　　multiple organ dysfunction syndrome　01.112
远位皮瓣　distant skin flap, remote skin flap　05.081
允许性高碳酸血症　permissive hypercapnia　04.047
运动疗法　exercise therapy　06.035

Z

再生　regeneration　01.089
增生性瘢痕　hyperplastic scar　06.053
粘连　adhesion　06.068
爪形手畸形　claw hand deformity　06.119
真菌性肠炎　fungal enteritis　04.140

真皮　dermis　01.017
真皮片　dermis graft　05.127
真皮下血管网　subdermal vascular plexus　01.023
真皮下血管网皮片　subdermal vascular plexus free
　　skin graft, skin graft with subdermal vascular network

05.044
真皮血管网 dermal vascular plexus 01.022
真皮脂肪瓣 dermis-fat flap 05.129
镇静催眠药 sedative hypnotic 02.018
镇静药 sedative 02.016
镇痛药 analgesic 02.015
整体护理 holistic nursing 08.001
正氮平衡 positive nitrogen balance 02.044
支链氨基酸 branched-chain amino acid 02.056
支气管肺泡灌洗 bronchoalveolar lavage 04.033
支气管肺泡灌洗液 bronchoalveolar lavage fluid, BALF 04.034
支气管镜检查 bronchoscopy 04.021
支气管扩张 bronchiectasis 03.177
支气管息肉 endotracheal polyp 04.017
支气管袖口征 peribronchial cuff sign 04.020
脂蛋白 lipoprotein 02.066
脂肪瓣 fat flap 05.128
脂肪动员 fat mobilization 02.035
脂肪坏死 fat necrosis 01.080
脂肪移植术 fat grafting 05.072
脂质过氧化损伤 lipid peroxidation injury 01.069
直接测热法 direct calorimetry 02.053
直接皮瓣 direct skin flap 05.082
直接转移 direct transfer 05.123
职业康复 vocational rehabilitation 06.039
*植皮术 skin grafting 05.037
跖内侧皮瓣 plantar medial skin flap 05.100
指间关节融合术 arthrodesis of interphalangeal joint of hand 06.133
指蹼加深术 web space release 06.132
*指屈曲畸形 arthrogryposis 06.144
治疗性运动 therapeutic exercise 06.022
中毒性脑病 toxic encephalopathy 04.151
*中毒性休克 toxic shock 03.076
中度烧伤 moderate burn 01.041
中度吸入性损伤 moderate inhalation injury 04.003
中国九分法 Chinese rule of nines 01.027
*中国皮瓣 forearm flap 05.093
中厚皮片 intermediate thickness free skin graft 05.040

中链脂肪酸 medium-chain fatty acid 02.064
中心静脉导管拔除意外综合征 central venous catheter removal distress syndrome 02.074
中心静脉压 central venous pressure 03.037
中心静脉营养 central venous nutrition 02.072
终末消毒 terminal disinfection 08.042
重度烧伤 major burn, severe burn 01.042
重度吸入性损伤 severe inhalation injury 04.004
*重症监护室 intensive care unit, ICU 08.010
周围静脉营养 peripheral parenteral nutrition, PPN 02.073
轴型皮瓣 axial pattern skin flap 05.085
猪皮移植术 pig skin grafting 05.161
主动运动 active exercise 06.025
助力运动 assistant exercise 06.027
转位皮瓣 transposition skin flap 05.078
赘状瘢痕 pedunculated scar 06.060
自动态平衡 steady dynamic balance 06.015
自体表皮与异体真皮混合植皮术 auto-epidermis and allo-dermis grafting 05.059
自体异体混合植皮术 auto skin and allo skin mixed grafting 05.060
自由基 free radical 01.067
自由水清除率 free water clearance 03.203
总氮平衡 total nitrogen balance 02.043
总能量消耗 total energy expenditure 02.040
足背瘢痕挛缩 cicatricial contracture of dorsum of foot 06.135
足背皮瓣 dorsalis pedis skin flap 05.101
阻塞型喉烧伤 obstructive laryngeal burn 04.012
阻塞性细支气管炎 obstructive bronchiolitis 03.173
组织工程皮肤 tissue engineered skin 05.170
组织修复 tissue repair 01.137
组织增生 tissue proliferation 01.090
最低抑菌浓度 minimum inhibitory concentration, MIC 03.086
左[心]室舒张末压 left ventricular end diastolic pressure, LVEDP 03.127
左[心]室做功指数 left ventricular stroke work index 03.120
作业疗法 occupational therapy 06.033

(R-8327.01)
ISBN 978-7-03-062384-3

定 价：88.00元